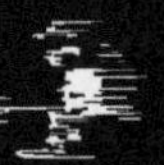

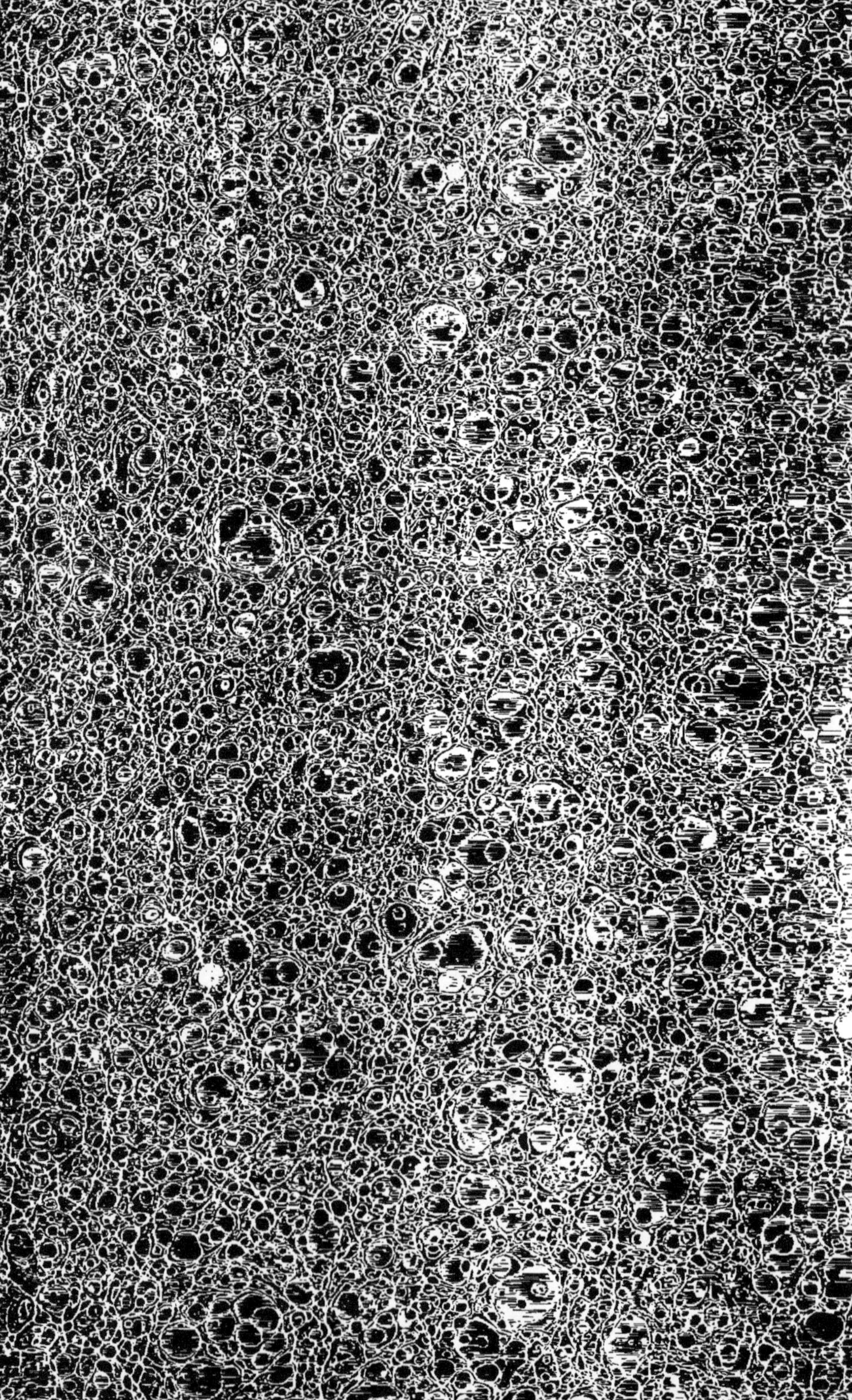

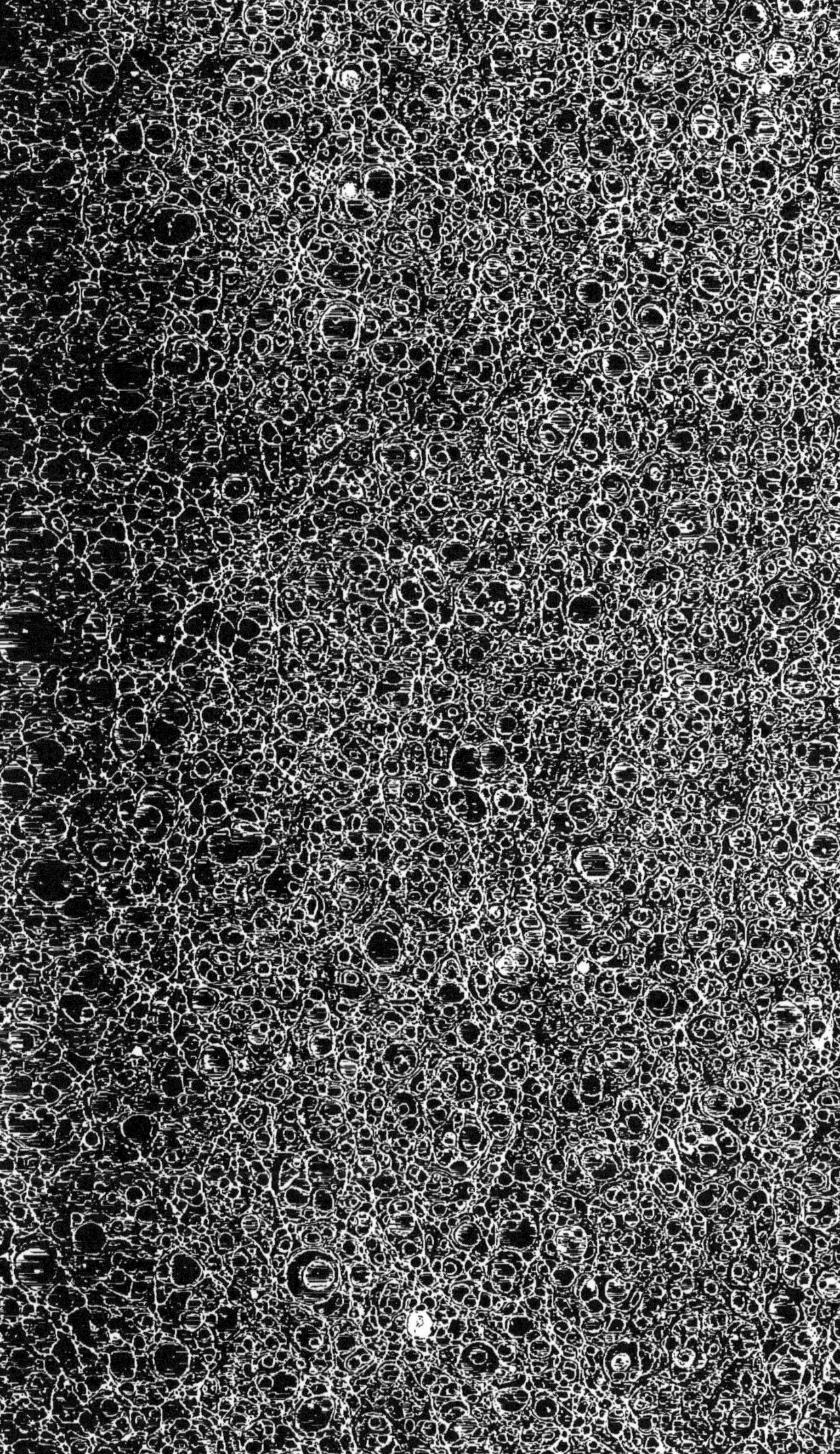

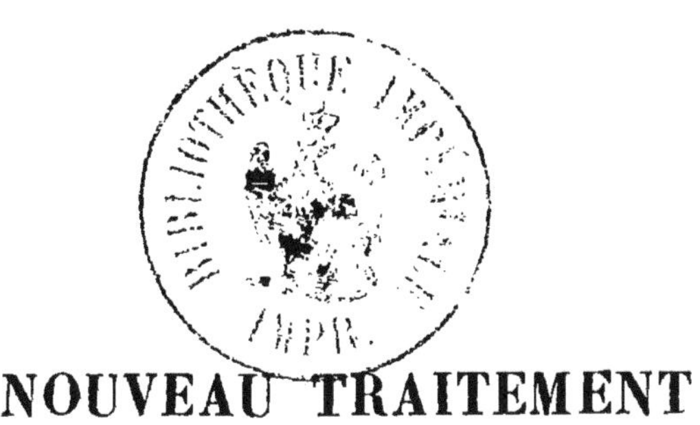

NOUVEAU TRAITEMENT

DU

CATARRHE CHRONIQUE

DE LA VESSIE.

SAINT-CLOUD. — IMPRIMERIE DE BELIN-MANDAR.

NOUVEAU TRAITEMENT

DU

CATARRHE CHRONIQUE

DE LA

VESSIE,

PAR LA MÉTHODE DES INJECTIONS,

D'APRÈS L'OBSERVATION, L'EXPÉRIMENTATION PRATIQUE

ET LA MÉTHODE SPÉCIALE

DE M. GŒURY DUVIVIER,

De la Faculté de Paris,
Bachelier ès lettres et ès sciences,
Ex-Médecin du Bureau de bienfaisance
du 7e arrondissement de Paris,
Membre du Comité de salubrité,
Ex-Chirurgien major au deuxième corps d'armée polonaise,
Officier de l'ordre du Mérite militaire de Pologne, etc.

FONDATEUR DU DISPENSAIRE MÉDICAL
CONSACRÉ AU TRAITEMENT DES MALADIES DES VOIES URINAIRES.

PARIS,

J. HÉBRARD ET Cie, LIBRAIRES, RUE DE SAVOIE, 13;
J.-B. BAILLÈRE, LIBRAIRE, RUE DE L'ÉCOLE-DE-MÉDECINE, 17;
ET CHEZ L'AUTEUR,
MÉDECIN CONSULTANT,
RUE RICHELIEU, 45 BIS, PRÈS LA FONTAINE MOLIÈRE.

1848.

BUT ET EXPOSITION

DE

L'OUVRAGE.

Quinze années de pratique et d'études spéciales du traitement des maladies des voies urinaires m'ont mis en présence de cas nombreux et variés de catarrhe chronique de vessie, pour la guérison desquels j'ai été à même d'appliquer et d'expérimenter tous les moyens et toutes les méthodes connus. Cette expérience de chaque jour m'a permis d'apprécier la valeur de ces traitements et de ces méthodes, et j'avoue bien sincèrement qu'aucune ne m'a paru plus féconde en applications et en résultats avantageux, que la *Méthode de traitement du catarrhe chronique de la vessie par les injections*, dont j'expose ici la théorie et les résultats avec le plus de clarté et de concision que possible.

Dans cet ouvrage, j'ai réuni tout ce que l'expérience spéciale de quinze années a pu me fournir, tant à l'égard du catarrhe chronique, que sous le rapport de la valeur thérapeutique des agens indiqués jusqu'aujourd'hui, comme moyen de traitement et de guérison de cette maladie.

Cet exposé, qui s'appuie sur l'observation et la pratique, a été dégagé de tout ce que les théories et les dissertations pouvaient offrir d'embarrassant pour le lecteur. Je me suis renfermé scrupuleusement dans l'exposition de la maladie et des indications fondamentales du nouveau traitement que je présente aujourd'hui, appuyé de résultats, qui donneront, je l'espère, la parfaite conviction que ce mode de traitement est supérieur à tous ceux employés jusqu'à ce jour.

J'ai voulu écrire pour les médecins et pour les gens du monde. Pour les médecins auxquels le traitement du catarrhe chronique n'est pas familier; pour les gens du monde atteints de la maladie qui fait l'objet de ce travail.

J'ai divisé mon ouvrage en trois parties : dans la première, j'ai parlé de l'appareil urinaire siége de la maladie dont je m'occupe, de ses fonctions, de la sécrétion et de l'excrétion urinaire et de leur produit; dans la seconde, du catarrhe chronique, de ses symptômes, de ses phénomènes, de sa marche, de sa durée, de ses complications et de sa terminaison, aussi des divers moyens employés pour sa guérison, puis de la nouvelle méthode de traitement, à l'appui de laquelle j'ai présenté une série d'observations de malades guéris dans ma pratique, ou à mon dispensaire. J'ai ensuite tracé les règles à observer dans l'emploi de la *Méthode par les injections*. La troisième partie se compose d'un formulaire général et spécial, de toutes les recettes et formules dont j'ai fait moi-même la plus heureuse application dans le traitement de cette maladie.

C'est donc le résumé d'une expérimentation toute faite sur la matière que je traite, et sur la valeur de la méthode que j'emploie et que je préconise, que je livre aujourd'hui à la publicité, sous le titre de *Nouveau traitement du catarrhe chronique de la vessie par la méthode des injections*. Je désire que mon livre soit accueilli avec bienveillance, et par les médecins et par les gens du monde, et qu'il puisse atteindre le but que je me suis proposé, celui de leur être également utile.

Pl. 1. **APPAREIL URINAIRE.**

ORGANES DE SÉCRÉTION.

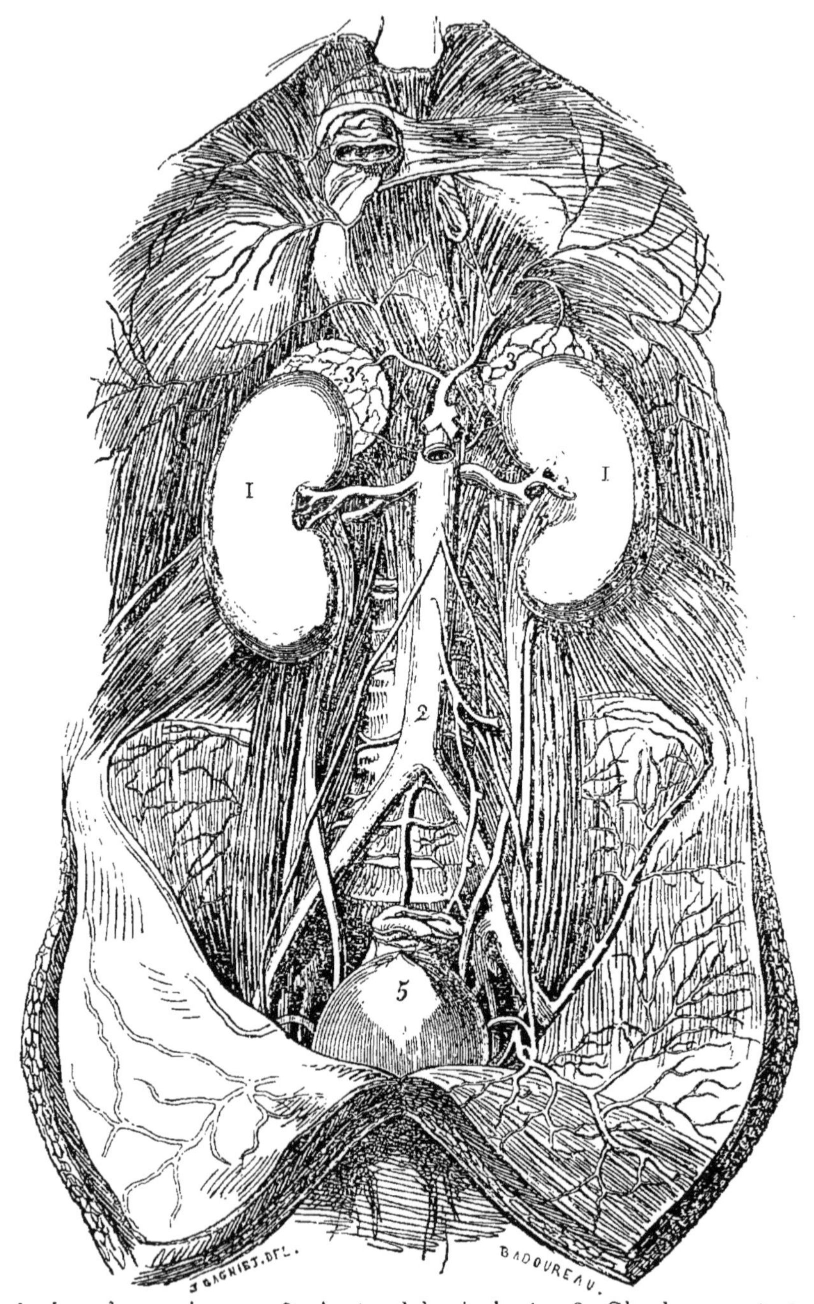

1. Les deux reins. — 2. Aorte abdominale. — 3. Glandes surrénales. — 4. Uretères. — 5. Vessie.

CATARRHE
DE VESSIE.

PREMIÈRE PARTIE.

DESCRIPTION DE L'APPAREIL URINAIRE
ET DE SES FONCTIONS.

L'appareil urinaire se compose de l'ensemble de deux organes, l'un de sécrétion, les reins; l'autre d'excrétion, la vessie et l'urètre.

ORGANES DE SÉCRÉTION.

La sécrétion urinaire s'accomplit au moyen d'un appareil qui se compose des deux reins et de ses annexes, c'est-à-dire des calices, des bassinets, des glandes surrénales et des uretères.

REINS. (Pl. I, fig. 1.)

Ce sont des organes glanduleux, dans lesquels l'urine se fabrique; ils sont situés sur les côtés de la colonne vertébrale, au nombre de deux. La forme à chacun est celle d'un haricot; leur couleur d'un rouge foncé; ils sont divisés en un certain nombre de compartiments, qui constituent autant d'organes partiels.

Lorsqu'on les examine au microscope on y découvre, après les avoir incisés, une grande quantité de petites ouvertures qui répondent chacune à un tube, lequel étant comprimé laisse suinter l'urine. La réunion de ces tubes forme un vrai tissu spongieux à travers duquel l'urine est filtrée.

GLANDES SURRÉNALES. (Pl. I, fig. 3.)

Ce sont des corps applatis, triangulaires, situés au dessus des reins qu'ils recouvrent en manière de casques ; leurs véritables fonctions sont jusqu'à présent restées inconnues.

CALICES, BASSINETS URETÈRES. (Pl. I, fig. 4.)

Les calices sont des espèces d'entonnoirs qui, par une de leurs extrémités, embrassent la base des mamelons et communiquent par l'autre avec d'autres calices, puis finissent par se réunir en trois troncs principaux pour former le bassinet.

Ce dernier représente une petite poche, facilement dilatable, dans les cas de rétention d'urine, et lorsqu'il existe un ou plusieurs calculs dans le rein.

Les uretères sont des conduits cylindriques, susceptibles d'une grande extension ; ils se dirigent obliquement de haut en bas et en avant, pour se frayer un passage des reins dans la vessie, dans la cavité de laquelle ils viennent s'ouvrir, après un trajet de huit à dix lignes.

ORGANES D'EXCRÉTION.

L'excrétion de l'urine a lieu à l'aide de la vessie, de son col et du canal de l'urètre.

VESSIE ET COL DE LA VESSIE. (Pl. I, fig. 5.—Pl. II, fig. 1 et 2.)

La vessie est une poche musculo-membraneuse située

Pl. II.

APPAREIL URINAIRE. — ORGANES D'EXCRÉTION.

Coupe médiane selon l'axe du corps, où l'on voit divisés la vessie et l'urètre.

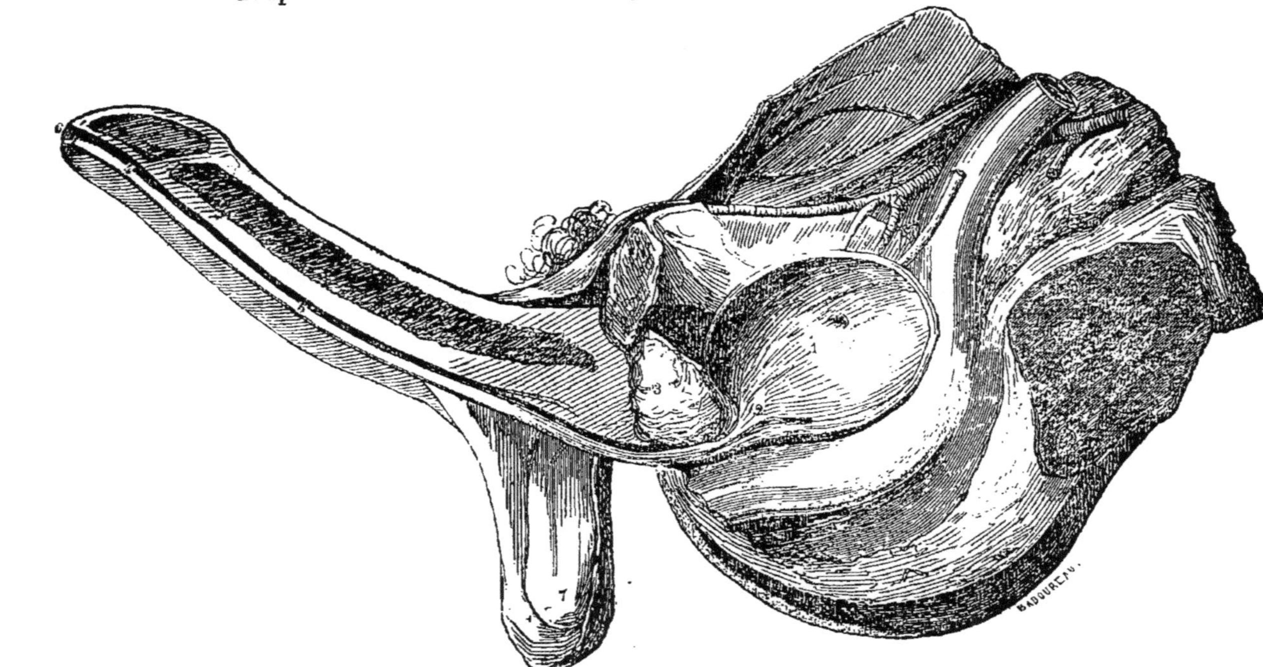

1. Vessie vue à l'intérieur. — 2. Col vésical. — 3. Prostate. — 4. Méat urinaire. — 5. Canal de l'urètre. — 6. Orifice externe de l'urètre. — 7. Testicules et ses enveloppes.

dans l'excavation du bassin; elle a la forme d'une ovoïde et sert de réservoir pour contenir, pendant un temps plus ou moins long, l'urine sécrétée par les reins et qui lui est transmise au moyen des uretères.

Son diamètre varie considérablement; il y a des vessies d'une grande capacité, d'autres d'un fort petit diamètre; ce qui explique, pour certaines personnes, les fréquences d'uriner en dehors de tout état maladif. Les habitudes, l'âge, le sexe, même les maladies, la modifient de toute façon. Dans l'état de vacuité elle est cachée dans l'excavation du bassin; elle s'élève au contraire au dessus du pubis et se développe considérablement, lorsqu'elle est distendue par l'urine.

On trouve dans la vessie trois orifices, deux qui appartiennent aux uretères, et un troisième, qui est celui du canal de l'urètre. Cette dernière ouverture est habituellement fermée par un anneau fibreux, auquel on a donné le nom de sphincter, organe formant le col de la vessie (pl. II, fig. 2), se dilatant et se refermant, selon que la vessie est, ou non, sous l'influence du besoin de se débarasser de l'urine qu'elle contient.

PROSTATE. (Pl. II, fig. 3.)

La prostate est un corps glanduleux situé derrière le pubis, au devant du rectum; sa forme est à peu prés celle d'un cône dont la base serait tournée en arrière et le sommet en avant; elle est en rapport par sa face inférieure avec le rectum, auquel elle adhère assez fortement, ce qui permet de l'explorer avec facilité par cet intestin. La base de cette glande embrasse le col de la vesssie (pl. II, fig. 2), et son corps est traversé par un canal qui reçoit les conduits éjaculateurs.

URÈTRE. (Pl. II, fig. 5.)

L'urètre est un canal membraneux destiné à l'émission de l'urine et du sperme chez l'homme; il naît du col de la vessie, et se dirige en avant, en décrivant une courbure de bas en haut.

La dimension de l'urètre est de huit à neuf pouces chez l'homme. On lui distingue trois portions, qu'on nomme prostatique, membraneuse et spongieuse.

L'urètre est tapissé par une membrane muqueuse, qui présente une multitude de plis longitudinaux, qui disparaissent par l'extension de l'organe; cette muqueuse est habituellement lubréfiée par une mucosité qu'elle sécrète sans cesse et qui la préserve du contact irritant de l'urine.

SÉCRÉTION ET EXCRÉTION URINAIRES.

Deux actes sont à considérer dans cette double fonction, l'un se rapporte à la formation de l'urine, c'est ce qu'on appelle la sécrétion; l'autre à l'expulsion des urines, et forme l'excrétion.

SÉCRÉTION.

D'anciennes expériences, qui remontent à Galien, et que nos physiologistes modernes ont plusieurs fois répétées, prouvent évidemment que les reins sont bien les organes sécréteurs de l'urine, mais le mécanisme en vertu duquel ils accomplissent leurs fonctions n'est point connu ; on sait cependant que le sang qui leur arrive par l'artère rénale, parvenu aux dernières extrémités de ce vaisseau, est pris par les radicales sécréteurs, et subit une élaboration à la suite de laquelle il est transformé en urine.

La transformation une fois opérée au moyen du travail des reins et de ses annexes, l'urine est transportée dans la vessie par les uretères.

EXCRÉTION.

Les causes qui paraissent déterminer le besoin d'uriner sont l'accumulation de l'urine dans la vessie, la sensibilité plus ou moins vive de cet organe, le degré de condensation auquel le fluide urinaire est arrivé quand il s'est dépouillé de sa partie aqueuse, la rapidité plus ou moins vive avec laquelle la sécrétion s'opère sous l'influence de certains agens, tels que les diurétiques. Alors la vessie entre en contraction, ses parois se pressent sur le fluide qui la distend et la résistance du sphincter qui garnit son col est bientôt surmontée, de manière à permettre à l'urine de s'élancer avec force dans le canal de l'urètre.

Comme on doit s'en convaincre facilement, la sécrétion et l'excrétion urinaires sont deux fonctions des plus indispensables à l'économie, parce qu'elles sont essentiellement éliminatoires. Destinée à être rejetée au dehors, il est évident que l'urine a pour but de débarasser le sang d'une foule d'éléments qui ne sauraient convenir à la nutrition, et si ce fluide ne pouvait être expulsé, ou s'il séjournait trop longtemps dans les organes qui le forment, la résorption le transporterait alors dans le torrent circulatoire, et y produirait des troubles graves et très-nuisibies à la santé ;

désordres qui s'observent quand les reins sont malades, ou lorsque la vessie fait mal ses fonctions, ainsi que nous le verrons plus tard, en nous occupant de la maladie qui fait le sujet du présent ouvrage.

DE L'URINE.

Les anciens attachaient à l'examen de l'urine une grande importance, mais aujourd'hui le charlatanisme exercé sous le nom de *médecine des urines* a rendu cet examen ridicule, au point de le bannir presque du domaine de l'observation.

Quoi qu'il en soit, s'il est dans l'économie une sécrétion qui mérite une sérieuse investigation, sans aucun doute c'est la sécrétion urinaire; son odeur, sa transparence, sa température, sa composition nous démontrent les qualités du sang et l'état plus ou moins normal des organes de l'économie et de leurs fonctions. Ses altérations nous revèlent aussi des maladies du foie, de la bile, des reins, de la vessie, etc.

Cet examen, facilement applicable, comme il est aisé de le voir, à l'économie en général, devient plus précis et plus important lorsqu'il s'agit de l'appareil urinaire, ainsi que de l'état physiologique ou pathologique des organes qui composent les appareils sécréteurs et excréteurs du liquide dont il est ici question.

A l'état de santé chez l'homme, l'urine est susceptible d'offrir des différences dans sa composition chimique, soit qu'on l'examine avant, pendant ou après le repas. Les aliments en effet et les boissons, influent toutes sur ses qualités. Cette remarque n'avait point échappé aux anciens, qui avaient observé que l'urine fabriquée par les boissons était plus aqueuse que celle de la digestion; que l'urine du matin était plus chargée, plus épaisse et plus saline que celle de la journée. Alors la chimie n'existait pas, et depuis, cette science est venue révéler que l'urine de la boisson contenait infiniment moins d'urée, de matière colorante et de sels, que l'urine de la digestion, que la densité du liquide qui a séjourné, pendant la nuit, dans la vessie tenait à l'absorption d'une certaine quantité d'eau, qui résultait du contact longtemps prolongé du fluide urinaire avec l'organe qui lui sert momentanément de réservoir.

Les boissons qui contiennent de l'acide carbonique augmente sa quantité ; les alcooliques au contraire la diminuent ; les aliments tirés du règne végétal favorisent la sécrétion urinaire; les substances animales agissent en sens opposé.

Les variations que l'urine présente aux différents âges de la vie ont été l'objet de bien des controverses. Suivant plusieurs auteurs, l'urine des enfants est trouble et plus dense que celle des adultes. Cette assertion ne paraît pas fondée; il semble aussi, et d'aprés de sérieux examens, que l'urine des vieillards ne contient pas plus de sels de chaux, ni d'acide urique que celle des adultes.

Bien des causes peuvent faire varier la quantité d'urine, que peut rendre un homme en état de santé et pendant vingt-quatre heures. En prenant la moyenne des différentes quantités, il paraît vraisemblable de pouvoir évaluer de quarante-cinq à cinquante onces, la quantité de liquide urinaire expulsé pendant cet espace de temps.

Sous le point de vue de sa coloration, l'urine varie d'un jaune clair, à l'oranger plus où moins foncé ; cette coloration est due à la présence de certaines substances que l'analyse chimique n'a pu encore parvenir à isoler complétement.

La couleur de l'urine subit des modifications, suivant que les individus font usage de certaines substances qui communiquent à ce liquide des colorations identiques; c'est ainsi que les betteraves rouges lui communiquent un rouge foncé; le bois de campêche, l'hématine agissent sur elle de la même manière. Enfin Deyeux et Parmentier ont reconnu que l'usage de la racine de garance, donnait à l'urine des vaches, une teinte rouge très-prononcée; la rhubarbe communique à l'urine une couleur jaune très-remarquable, et dans les affections fébriles, l'urine est en général plus foncée que dans l'état normal. Cette teinte est sans doute due à son mélange avec une certaine partie de la matière colorante du sang.

Sous le rapport de son odeur, l'urine présente une différence notable, soit qu'on l'examine au moment de son émission ou quelques heures après. A mesure que le refroidissement s'opère, l'arôme primitif s'évapore et se trouve remplacé par une odeur que son caractère particulier a fait désigner sous le nom d'*urinaire*. Plus tard cette odeur change encore, passe à l'aigre, alors se développe l'odeur ammoniacale.

Certains aliments déterminent aussi des modifications dans les caractères odoriférents de l'urine; on sait que les asperges, aussi les choux-fleurs lui donnent une odeur infiniment désagréable. Plusieurs préparations médicamenteuses, telles que la térébenthine, les balsamiques lui communiquent au contraire un parfum, qui se rapproche singulièrement de l'odeur agréable de la violette. Certaines urines offrent aussi le parfum de différentes substances, tel que celui du musc, du camphre, du copahu, de l'iris, du safran, de l'ail, du castoréum, etc.

La température de l'urine, au moment de son émission,

est de vingt-cinq à trente degrés *Réaumur*; elle varie de quelques uns chez les enfants, les adultes et les vieillards; quant à sa saveur, elle est généralement salée.

Voyons maintenant et d'une manière très-substantielle, les altérations dont l'urine peut devenir susceptible dans certaines maladies.

Le premier phénomène, que saisit l'observation, est la diminution du fluide, sous le rapport de la quantité; le second, est la disproportion de ses principes constituants à l'état normal; le troisième, est le mélange de ses principes constitutifs avec les produits accidentels qui viennent s'y mélanger.

Dans les maladies des voies urinaires, et principalement dans certaines gravelles, les néphrites chroniques sans complication, l'urine est le plus souvent alcaline; et lorsqu'on veut tirer quelques indications utiles de l'alcalinité de l'urine, il importe de bien reconnaître, si cet état dépend de l'inflammation de l'organe sécréteur de ce liquide, ou bien de la décomposition de l'urine par suite d'un séjour trop prolongé dans la vessie, ou bien de son contact avec du pus ou du sang.

Dans les maladies aiguës et dans les inflammations chroniques simples des voies urinaires, la présence du mucus se fait apercevoir dans l'urine; il forme un nuage floconneux qui reste pendant un certain temps suspendu et finit ensuite par gagner le fond du vase, en même temps qu'il se forme une certaine quantité d'urate d'ammoniaque ou de phosphate ammoniaco-magnésien, suivant que l'urine est acide ou alcaline.

Le sang qu'on rencontre dans l'urine peut venir des reins, de la vessie ou de l'urètre. Tantôt, mêlé avec elle, il lui communique une teinte rouge uniforme, plus ou moins foncée; tantôt il forme un ou plusieurs caillots, qui se précipitent dans la vessie et sont expulsés avec l'urine, quelquefois avec difficulté et sous la forme de sangsues.

La présence d'une grande quantité de mucus dans l'urine devient un signe évident de maladie de la vessie; chaque jour on peut suivre les progrès du mal, car le plus ou moins de mucosités, indique l'accroissement ou le décroissement du mal.

Dans le *catarrhe chronique de la vessie*, le produit de la sécrétion urinaire est constamment troublé; c'est un des caractères distinctifs de la maladie qui fait le sujet de cet ouvrage. L'urine, presque toujours alcaline, même au moment de son excrétion, exhale une odeur ammoniacale très-prononcée; elle contient du pus et des mucosités, en plus ou moins grande abondance, des matières visqueuses et floconneuses, qui se déposent au fond du vase et y adhèrent plus ou moins fortement. Ces mucosités, mélangées avec l'urine, troublent sa transparence, lui donnent tantôt une couleur blanchâtre, nuageuse, d'autrefois brune noirâtre. Le liquide urinaire, abandonné à lui-même, se partage en deux couches; la supérieure devient à peu près transparente et l'inférieure forme une masse épaisse opaque, d'un aspect purulent différemment nuancé.

Je borne ici les quelques mots que j'avais à dire sur l'urine. Avant d'entrer en matière, il me paraissait important de faire connaître les modifications dont l'urine est susceptible sous les diverses influences de maladies, d'alimentation ou de température, le rôle que ce liquide est appelé à jouer en santé et en maladie, de fixer par conséquent l'attention des malades, d'une manière sérieuse, sur des phénomènes souvent très-graves, quelquefois légers en apparence, et qui peuvent, abandonnés à eux-mêmes, laisser pour un moment les maladies dans une pernicieuse sécurité, pour plus tard, les plonger dans une suite de maux souvent incurables.

DEUXIÈME PARTIE.

CATARRHE CHRONIQUE DE LA VESSIE.

Parmi la série des infirmités qui viennent à tout âge accabler la vieillesse, on doit en première ligne placer le *catarrhe chronique de la vessie*. A elle seule, cette cruelle infirmité résume toutes celles de l'appareil urinaire, et cela est tellement vrai, que sous l'influence du catarrhe chronique ou concurremment avec lui, se développent progressivement les maladies des reins, des organes sécréteurs de l'urine, les embarras des uretères et les douleurs si fréquentes de vessie, qui bientôt perd sa puissance de contractilité; de là les maladies de la prostate, les obstacles du canal de l'urètre, les rétrécissements et les difficultés pénibles et insurmontables qu'ont les malades à rendre même une petite quantité d'urine.

Ce n'est guère que dans ces derniers temps que le catarrhe chronique de vessie a été mieux décrit, et par conséquent mieux étudié; les travaux de Chopart, de Soemmering, de Lallemant, de Devergie aîné, ont apporté sur cette maladie et sur son traitement des documents fondés sur une longue et incontestable expérience.

Diversement considérée dans ses causes et dans son traitement par les auteurs qui s'en sont occupés dans ces derniers temps, tous ont paru d'accord à considérer cette maladie comme le produit d'un état inflammatoire de la membrane muqueuse vésicale, accompagné d'une sécrétion mucoso-purulente plus ou moins abondante, affection dont les causes, le plus souvent, se trouvent ensevelies dans une complète obscurité.

Dès son début, *le catarrhe chronique* revêt des formes qui le caractérisent de telle façon qu'il n'est guère possible de confondre cette maladie avec aucunes autres des reins, des uretères, de la prostate ou du canal de l'urètre; en effet, la sécrétion que fourniraient ces organes en état de maladie, ne saurait être aussi abondante qu'elle l'est dans *le catarrhe vésical*, et la nature même de la sécrétion ne saurait y ressembler.

Dès l'invasion du catarrhe chronique, les urines se troublent, deviennent nuageuses, muqueuses, bourbeuses, et quelquefois purulentes; elles salissent et empâtent le linge des malades, déposent dans le vase qui les reçoit une collection glaireuse, qui adhère à ses parois, répandant une odeur ammoniacale, nauséabonde et fétide, à tel point, que les malades ne peuvent conserver leurs urines, sans être gravement indisposés par l'odeur qui les incommode tellement, qu'elle leur fait perdre l'appétit, le sommeil, jusqu'au goût des boissons et des aliments. J'ai connu plusieurs malades qui se privaient d'aller dans le monde, persuadés que l'odeur qu'ils répandaient les rendait l'objet d'une distinction pénible.

Lorsqu'il n'y a pas douleur aiguë, il y a toujours sentiment de gêne, de pesanteur dans la région vésicale; fréquentes envies d'uriner, et très-souvent incontinence d'urine plus ou moins prononcée.

On a regardé très-longtemps le catarrhe chronique de vessie comme étant le partage exclusif de la vieillesse; cette erreur est sans doute ce qui l'avait fait considérer comme incurable, et comme devant être, dans la plupart des cas, abandonné à lui-même; il est probable qu'alors on n'avait fait que quelques tentatives de traitements irrationnels, incertains, et par conséquent infructueux.

A tout âge, au contraire, le catarrhe chronique peut se développer, les deux sexes peuvent en être atteints; on le rencontre dans toutes les professions, cependant la vieillesse y est plus prédisposée et les femmes bien moins que les hommes; les professions sédentaires, l'habitation des lieux malsains et humides, la misère, la mauvaise nourriture, semblent plus particulièrement favoriser son développement. Il paraît être endémique dans la Bretagne, dans la Hollande et dans les habitations insalubres de la Pologne, et, chose fort bizarre, on rencontre aussi chez le riche, au milieu d'une table somptueuse, du confortable de la vie, des cas nombreux de catarrhe de vessie.

Choppart rapporte des observations de cette maladie, survenue par suite de suppressions de sueurs abondantes, aussi par suite de changements subits de température; j'ai rencontré un cas curieux de catarrhe chronique, chez un jeune homme, causé par une transpiration abondante des pieds tout à coup supprimée; sitôt la disparition de celle-ci, le catarrhe chronique se montra, et revêtit, dès son début, la forme de chronicité.

Les personnes qui se livrent aux travaux d'esprit, aux études sérieuses de cabinet, les employés de bureau, les magistrats assis, ceux qui par habitude ou par nécessité retiennent longtemps leurs urines, et retardent imprudemment le moment de leur émission, sont la plupart atteintes de catarrhe vésical; ces derniers surtout, car ils amassent une grande collection d'urine dans la vessie, en distendent outre mesure les parois, les urines s'y altèrent, la muqueuse s'enflamme, et dans ces conditions le catarrhe ne manque pas à se développer.

Il n'est pas sans exemple de rencontrer cette maladie chez de très-jeunes enfants, de 6 à 9 ans; ces faits avaient fait croire à l'hérédité de cette affection; l'examen attentif de ces cas m'a fait connaître qu'ils tenaient à l'étroitesse congéniale du canal de l'urètre, étroitesse qui s'opposait au libre écoulement de l'urine, entravait la fonction excrétoire de la vessie; tandis que chez d'autres jeunes enfants, cette maladie était uniquement le résultat de l'habitude qu'ils avaient contractée de retenir leurs urines pendant le jeu; chez d'autres aussi, à la présence de vers dans le rectum, bien que les moyens ordinaires de traitement fussent applicables aux enfants, la délicatesse de leurs organes et leur jeune âge, exigent de grandes précautions.

Mais il est des cas, où sans causes connues, le catarrhe de vessie se présente revêtu de tous les caractères de chronicité; d'autres fois il succède à une inflammation franche de la vessie, sans que les soins les mieux entendus et les plus habilements dirigés puissent en arrêter la marche.

Le début du catarrhe est parfois accompagné de douleurs, de fréquentes envies d'uriner et d'une lenteur dans l'expulsion de l'urine, ce qui démontre que le catarrhe chronique est la plupart du temps compliqué de paresse et parfois même de semi-paralysie de vessie; l'encombrement du col de cet organe et de la portion prostatique de l'urètre, par la présence du mucus vésical, rend compte de la difficulté qu'ont les malades à chasser leurs urines.

La fréquence d'uriner, ce besoin si désagréable qui accompagne si souvent le catarrhe chronique, tient à l'épaississement de la membrane interne vésicale, au rétrécissement de la cavité de la vessie, rétrécissement si manifeste, que dans plusieurs cas de catarrhe chronique suivis de mort chez des vieillards, j'ai trouvé des vessies, dont la capacité aurait à peine pu contenir un œuf de pigeon.

Si la douleur n'est pas toujours habituelle dans le début du catarrhe chronique ; elle finit cependant par arriver, et bien souvent elle se manifeste très-promptement. Le mucus devient d'une telle abondance qu'il dépasse bientôt la quantité d'urine que rendent ordinairement les malades ; il prend un caractère opaque, floconneux, purulent, gris verdâtre, adhère fortement au vase qui le reçoit, enflamme, brûle les organes par où il passe, et révèle, par son caractère acrimonieux les ravages que sa présence a pu causer dans la vessie, et au milieu des parties où il passe et où il séjourne.

L'abondance du mucus qui s'écoule et qui se mêle aux urines, la persistance de son écoulement, et son caractère propre, ne peuvent laisser aucun doute sur l'existence et sur l'identité du *catarrhe chronique*. On n'a point à craindre de se méprendre sur le véritable caractère de cette affection, on n'a point à redouter que cet écoulement provienne des reins, des uretères ou de la prostate, car aucune maladie de ces organes ne saurait fournir autant de matières, en si grande abondance et aussi longtemps ; du reste, l'absence de douleurs aiguës dans les reins et la nature des phénomènes qui se passent dans la vessie, sont suffisants pour éclairer le malade et guider le praticien.

Lorsque les douleurs se manifestent, elles ont un caractère tout particulier au catarrhe chronique; c'est un sentiment de pesanteur dans la région vésicale, tout le long du canal de l'urètre, depuis le périnée jusqu'au méat; une ardeur incommode et fatigante au col de la vessie, phénomènes tous dus au séjour prolongé des mucosités, sur les surfaces internes de la vessie et de l'urètre, contact qui les irrite sans cesse, et qui met empêchement à l'excrétion des urines.

C'est particulièrement au moment où les malades vont à la garde-robe et au milieu des efforts qu'ils sont obligés de faire, que les douleurs se font ressentir au col de la vessie et dans la région prostatique; c'est à ce moment aussi où s'échappent avec le plus d'abondance les flocons glaireux, qui constituent la matière catarrhale, propre à la maladie dont je m'occupe ici.

La perte continuelle de ces mucosités et leur abondance épuise en peu de temps les malades dont l'embonpoint se perd, et dont la santé dépérit rapidement; leurs digestions se troublent, leurs forces s'anéantissent, les mucosités prennent bientôt le caractère de la purulence, la fièvre s'allume, le sommeil disparaît, et le marasme vient bientôt s'emparer d'eux, pour les conduire au tombeau.

On voit très-souvent l'incontinence d'urine accompagner le catarrhe chronique; cette incontinence tient à la paresse de la vessie, à la fatigue de son col, ainsi qu'à la présence des mucosités qui ne permettent à la vessie de se vider, que par regorgement.

Tels sont les phénomènes qui accompagnent le catarrhe chronique, lorsqu'il est abandonné à lui-même; la gravité de ces maux, le danger réel de cette affreuse maladie, a dans ces derniers temps éveillé la sollicitude des praticiens, qui ont cherché par tous les moyens possibles, autant dans l'hygiène que dans la thérapeutique, les agents qui étaient capables de combattre la marche et les progrès de cette affection.

Lorsque le catarrhe chronique n'est point entretenu par une cause qui perpétue son existence, on doit espérer d'en triompher et de l'amener à une prompte guérison par des moyens prudents et habilement dirigés, mais lorsque la cause est due à la présence d'un corps étranger dans la vessie, à la répercussion d'un exanthème, il faut, avant tout, détruire ces causes; s'il y a hématurie, cystite du col, rétrécissements, il faut combattre ces complications par les moyens ordinaires, avant d'entrer dans la voie de traitement, et surtout de celui dont je vais tracer plus bas les règles et indiquer les applications.

La durée du catarrhe chronique, son ancienneté, l'âge du malade, son tempérament, les complications de la maladie, sont des considérations dont il faut tenir compte, en présence de l'espoir que l'on conçoit en faveur de la guérison. On ne doit pas toutefois se dissimuler, que l'ancienneté et le grand âge, ne soient deux causes puissantes, sinon d'empêchement, du moins de retard dans le traitement et dans le succès qui doit en être le résultat.

Pour guérir le catarrhe chronique de la vessie, bien des moyens ont été employés; tour à tour on a mis à contribution, l'hygiène, la matière médicale, les eaux, l'air et l'habitation; jusqu'à présent encore, je ne connais aucun traitement, décrit par les auteurs, qui triomphe sûrement et infailliblement de cette maladie, si ce n'est le *traitement par la méthode des injections,* dont j'entretiens ici le lecteur, et à l'aide duquel j'ai obtenu d'importantes guérisons, dont je relate plus bas quelques observations.

La térébenthine, le goudron, les baumes, les toniques, les stimulants, les astringents, les rubéfiants, les amers, les dépuratifs ont tour à tour été employés; les eaux minérales, celles de Plombières, de Contrexéville, de Vichy, l'ont été aussi, sans grands succès; les sources sulfureuses chaudes n'ont pas rendu plus de services à leurs nombreux visiteurs. Prises à l'intérieur, ces eaux ont la propriété d'augmenter de beaucoup la sécrétion urinaire, de délayer par conséquent les mucosités dans une quantité d'urine plus abondante, d'éclaircir le produit de la sécrétion, et de procurer, *pour le moment*, un semblant d'amélioration qui ne tarde pas à s'évanouir, puisqu'il ne tient à rien autre chose, qu'à l'ingestion considérable de boissons que les malades absorbent pendant leur séjour aux eaux.

Au nombre de ces moyens, ce sont sans aucun doute, dans la série des médicaments préconisés contre le *catarrhe chronique*, les balsamiques, qui, pris à l'intérieur, ont occupé le premier rang, et sans contredit, il est reconnu que leur action stimulante sur l'économie, et particulièrement sur les muqueuses urinaires, a toujours joui d'un avantage spécial et marqué; mais à côté de ce résultat, il faut placer l'extrême difficulté, j'oserai presque dire l'impossibilité, d'ingérer dans l'estomac, la térébenthine, le copahu, et tenir compte aussi des surexcitations que ces médicaments produisent sur les membranes où s'exerce leur action spéciale; puis ils produisent des nausées, des coliques, inconvénients qui la plupart du temps, en rendent l'emploi répugnant, difficile, et en empêchent ou en paralysent les effets.

Attachant plus d'importance à tous ces médicaments qu'ils n'en avaient réellement, quelques praticiens ont recherché, un moyen nouveau de les administrer, d'en rendre l'emploi plus facile, et par conséquent les résultats plus certains. Je veux parler de l'ingestion du copahu et de la térébenthine en lavement ; mais on s'est aperçu aussitôt que leur action sur la vessie, n'était plus le même, et qu'en place de la répugnance que l'on était parvenu à vaincre par ce moyen, la vertu thérapeutique de ces médicaments se trouvait complétement annihilée. C'est alors que l'on s'est occupé à enlever à ces agents ce qu'ils avaient de répugnant au goût et à l'odorat, en les associant avec d'autres substances. Ce mélange n'a fait qu'altérer la térébenthine, et à retiré aux balsamiques leur efficacité et leur valeur.

Tous ces inconvénients ont été cause que ceux qui s'occupaient du traitement des maladies des voies urinaires, ont dû jeter leurs vues et fixer leur attention sur d'autres moyens, pour triompher d'une maladie aussi grave et aussi dangereuse que le *catarrhe chronique;* ce succès était réservé à des praticiens spéciaux ; aussi les premières expérimentations et les premiers succès obtenus par la nouvelle méthode de traitement, dont je vais faire suivre l'exposé, ont-ils été dus aux efforts communs de Devergie aîné et de moi, qui en 1832, avons réuni nos communs travaux, en faveur de l'application du *traitement du catarrhe chronique de vessie, par la méthode des injections*, sur un nombre considérable de malades soumis à nos soins, tant à l'hôpital du Gros-Caillou, dont Devergie aîné était chirurgien-major, qu'à *notre dispensaire* dont nous étions les co-fondateurs, *dispensaire* uniquement consacré au *traitement spécial des maladies des voies urinaires.*

C'est l'exposition de ce nouveau traitement, dont j'ai fait de si nombreuses et de si heureuses applications depuis quinze années, que je viens aujourd'hui consigner dans cet ouvrage, essentiellement pratique, exposition appuyée d'observations et de réussites, qui toutes déposent en faveur de la supériorité de ce nouveau mode de traitement sur ceux connus et employés jusqu'à ce jour.

Déjà Choppart avait semblé rêver ce mode de traitement; il avait pratiqué des injections dans la vessie d'un vieillard de 75 ans, atteint d'un catarrhe chronique; il avait composé ses injections d'eau d'orge, coupée avec partie égale d'eau de Barréges, puis ensuite d'eau d'orge additionnée d'eau blanche; ces moyens, nous l'apprend-il, diminuèrent de beaucoup la sécrétion du mucus, et améliorèrent sensiblement l'état de ce vieillard; mais nous ne trouvons dans ses ouvrages que cette seule observation, et il ne paraît pas qu'il l'ait souvent expérimenté, malgré le succès qu'il en avait obtenu.

C'est ce moyen que j'ai fréquemment employé, et que les succès obtenus m'ont autorisé à ériger en méthode. Je ne me suis point borné, à l'exemple de Choppart, à une ou deux substances pour composer mes injections; je les ai multipliées et variées à l'infini, ainsi qu'on le verra dans le formulaire qui termine cet ouvrage, et toujours avec des succès, la plupart du temps, surprenants et inattendus.

Plusieurs praticiens distingués ont, dans ces derniers temps, expérimenté cette méthode, et leur réussite est venue confirmer sa supériorité sur tous autres moyens connus. Si quelques médecins ont obtenu des insuccès, ce n'était point la faute de la méthode, mais bien celle de l'inobservation des règles invariables et prescrites dans son emploi; règles que je tracerai plus bas.

Le docteur Souchier de Romans fit usage aussi, et vers la même époque où nous faisions nos expériences, Devergie aîné et moi, du baume de copahu en injection, dans un cas de catarrhe chronique de vessie; afin de ne point affaiblir le mérite de cette observation, j'emprunte à l'honorable praticien que je viens de citer le récit qu'il en a fait lui-même dans son mémoire sur le catarrhe vésical.

« Le premier emploi qu'il en fit, dit-il en parlant du docteur Souchier de Romans, fut sur un vieillard de 74 ans, d'une bonne constitution, laboureur, qui, par un excès de fatigues, avait déjà eu depuis quatre ans trois hématuries (pissements de sang) que le repos et le régime pendant quelques jours avaient fait cesser; une quatrième hématurie suivie d'une rétention prolongée d'urine, traitée par les émissions sanguines locales, le cathétérisme et les moyens adoucissants, fut suivi d'un catarrhe vésical tellement intense, que l'urine ammoniacale et les mucosités qui s'échappaient du canal, avaient l'aspect purulent et corrodaient promptement les sondes mises à demeure; le baume de copahu fut donné à l'intérieur en potion, sans aucun résultat, car après dix-neuf jours de son emploi il n'y avait encore aucune amélioration notable et il fallut s'arrêter, l'estomac s'en accommodant difficilement. M. Souchier conçut alors l'heureuse idée d'en faire l'application immédiate dans l'organe malade, et à son grand étonnement, il vit, à la première injection, les accidents graves cesser et l'écoulement mucoso-purulent disparaître entièrement. Il fit encore quatre autres injections pour assurer la guérison de son malade. »

Ce rapide succès ne peut étonner, lorsqu'on saura ce que l'expérience de tous les jours me démontre, savoir, que le copahu en contact avec la muqueuse vésicale malade depuis longtemps, et siége d'une abondante sécrétion, modifie son état de chronicité, en le faisant passer à un état aigu, que le praticien peut dominer et ramener au point convenable à la guérison.

L'habitude de la méthode des injections dans la poche urinaire, démontre l'extrême tolérance de la muqueuse vésicale même en état de maladie ; et lorsque ces injections sont faites avec prudence et par une main exercée, cette tolérance est extrême, le contact des liquides injectés ne l'irrite nullement ; facilement elle supporte depuis l'eau de guimauve, l'eau d'orge, l'eau de Baréges, les solutions de nitrate d'argent, l'eau de goudron, les baumes, le copahu, la térébenthine, les teintures stimulantes, même celle de cantharides, sans donner aucuns symptômes d'irritabilité, et sans produire aucuns phénomènes réactionnels.

Je fais dans la plupart des cas mes injections à froid, peu de fois j'en éleve la température ; mais je tiens d'un praticien anglais, qui traite en Angelterre le catarrhe chronique par la méthode des injections, qu'il les administre *les plus chaudes* que la vessie peut les supporter, et qu'il obtient de cette façon des succès marqués. Ces injections me paraissent agir, sous le rapport de l'élévation de leur température, de la même manière que les injections stimulantes excitantes ou irritantes.

Le professeur Lallemant rapporte des cas de guérison de catarrhe chronique par l'emploi du baume de copahu en injections, ainsi que par la cautérisation de la vessie et de son col. Ces faits démontrent encore les réels avantages de ce nouveau mode de traitement.

Une grande habitude des maladies de vessie, l'appréciation bien exacte des substances employées en injection, une main sûre et habile, sont des qualités indispensables pour pratiquer le traitement du catarrhe chronique de vessie par la méthode des injections, où le manuel opératoire joue un si grand rôle; c'est à ce manque d'habitude, à cette absence de l'expérimentation de chaque jour, qu'on doit rapporter les insuccès de quelques praticiens; et d'ailleurs, comme toutes les autres, cette méthode demande à être modifiée suivant les circonstances et les conditions dans lesquelles se trouvent les malades; l'âge, l'ancienneté de la maladie, doivent toujours être pris en considération par le médecin, qui ne doit rien exclure des règles à observer dans le traitement de toutes autres maladies, combattre en même temps les accidents inflammatoires s'il s'en développe; soumettre son malade à un régime rationnel et diététique; surveiller ses habitudes, sa nourriture, son régime de vie et ses occupations; activer tempérer, ralentir le traitement, suivant qu'il arrive ou non des phénomènes réactionnels; employer modérément comme auxiliaires, et selon l'opportunité, les purgatifs doux, les lavements émollients et narcotiques, les boissons adoucissantes, mucilagineuses et diurétiques; faire un fréquent usage des bains généraux et locaux, sont des préceptes indiqués par l'expérience, dont le praticien doit faire grand cas, et dont les malades se trouvent toujours très-bien.

J'ai tracé, pour les praticiens peu habitués au traitement du *catarrhe chronique* et pour ceux qui en sont atteints les régles générales à observer dans l'emploi de *la méthode de traitement du catarrhe chronique par les injections.*

RÈGLES GÉNÉRALES A OBSERVER DANS L'EMPLOI DU TRAITEMENT PAR LES INJECTIONS.

L'expérience de quinze années de l'emploi de cette méthode sur un nombre infini de malades, m'a amené à tracer les règles suivantes.

1° — Avant de faire une injection vésicale, vider toujours la vessie de l'urine et des mucosités qu'elle contient, au moyen de la sonde.

2° — Faire les injections vésicales à l'aide d'une sonde et d'une seringue graduée, afin de s'assurer de la capacité de la vessie, de son degré d'extensibilité, et de son état d'irritabilité.

3° — Préluder toujours par des lavages de vessie, faites avec des décoctions d'eau de guimauve, de graine de lin, d'eau d'orge et autres substances mucilagineuses et adoucissantes.

4° — Commencer toujours par les injections émollientes, narcotiques ou adoucissantes.

5° — N'introduire dans la vessie que de petites quantités de liquide, ne jamais remplir sa capacité afin de ne pas la distendre outre mesure pour ne point l'irriter et la forcer à rejeter le liquide introduit.

6° — Augmenter progressivement la quantité du liquide injecté, et mesurer chaque fois cette quantité, à l'aide de la graduation de la seringue.

7° — Peu à peu et suivant les effets produits, passer des émollients aux narcotiques, en les associant suivant les besoins.

8° — Observer les phénomènes locaux et généraux, et employer tels moyens que de raison, contre l'inflammation, la douleur, l'état nerveux, tant des organes urinaires que de la constitution en général.

9° — Faire les injections émollientes ou narcotiques, d'abord deux, puis trois, puis quatre, puis cinq fois le jour, s'il y a parfaite tolérance de la vessie, et aucune indication contraire.

10° — N'employer pour les injections que des sondes en étain, les sondes en gomme étant insuffisantes, et les sondes en argent magnétisant le canal.

11° — N'employer les injections balsamiques stimulantes, excitantes ou caustiques, que lorsque la vessie a perdu son éréthisme, et sa susceptibilité nerveuse.

12° — Ne faire les injections balsamiques, stimulantes excitantes ou caustiques, qu'une fois le jour, encore s'il n'y a aucune contre-indication.

13° — Laisser séjourner dans la poche urinaire, autant que le permet la vessie, les injections émollientes, narcotiques, stimulantes et excitantes; quant aux injections balsamiques ou caustiques, ne les laisser séjourner, que de quinze à vingt minutes, moins même si la vessie n'est pas assez tolérante.

14° — Ne cesser les injections balsamiques, excitantes ou caustiques, que lorsque la sécrétion muqueuse ou purulente a cessé d'exister, et les continuer encore quelque temps après.

15° — Doser avec prudence les injections balsamiques, stimulantes, excitantes ou caustiques, afin de ménager la sensibilité de la vessie, et éviter les accidents inflammatoires, qui seraient le résultat inévitable de trop de précipitation.

16° — Si des phénomènes inflammatoires venaient à se développer dans l'urètre, dans la vessie, ou dans la prostate, suspendre momentanément, jusqu'à disparition de ces phénomènes; reprendre aussitôt.

17° — Si des phénomènes réactionnels venaient à se manifester, s'il se déclarait un peu de fièvre, s'il existait un peu d'anxiété, si les voies digestives s'embarrassaient, même légèrement, suspendre le traitement, et avoir recours à tous autres moyens indiqués, puis le reprendre aussitôt que le permettrait la santé générale.

OBSERVATIONS

DE CATARRHES CHRONIQUES TRAITÉS ET GUÉRIS

PAR LA MÉTHODE DES INJECTIONS ET RECUEILLIES DANS MA PRATIQUE, EN VILLE OU A MON DISPENSAIRE.

TRAITEMENT PAR LES LAVAGES ET LES IRRIGATIONS VÉSICALES.

PREMIÈRE OBSERVATION.

Catarrhes chroniques de vessie traités dès leur début, absence de phénomènes inflammatoires, bonnes constitutions, âges variés de 30 à 60 ans.

Je n'ai pas cru devoir rapporter ici des observations isolées, qui n'auraient pas offert assez d'importance; je me borne à démontrer, que dans des fréquents cas de catarrhe chroniques récents, sans aucune complication, les lavages et les irrigations avec la sonde à double courant, parfois quelques injections anodines, laissées même peu d'instants dans la vessie, ont suffi pour procurer, dans peu de jours, des modifications telles, de la muqueuse vésicale, que la sécrétion morbide de cette membrane s'est promptement arrêtée; je n'ai jamais employé pour ces lavages, ces irrigations ou ces injections, que des décoctions de graine de lin, d'orge, de racine de guimauve; je me suis même, dans plusieurs cas, servi avec avantage d'eau pure, et selon l'opportunité j'ai employé ces liquides tièdes ou froids.

TRAITEMENT PAR LES INJECTIONS ANODINES, SÉDATIVES, ÉMOLLIENTES ET CALMANTES.

DEUXIÈME OBSERVATION.

28 ans, catarrhe chronique datant de 6 mois consécutif à une urétrite, suite d'injections irritantes urétrales, mucus abondant, vives douleurs prostatiques et vésicales, injections calmantes, 15 jours de traitement, guérison.

Monsieur C...., âgé de 28 ans, contracta une blennorrhagie pour laquelle il fit dans l'urètre plusieurs injections astringentes qui déterminèrent une urétrite, une cystite du col et de vives douleurs dans la région vésicale; en moins de quinze jours cette affection d'aiguë qu'elle était, passa à l'état chronique, donna lieu à une abondante sécrétion et rendit le cours des urines très-difficile. Cette maladie durait depuis six mois lorsque M. C.... vint me trouver; je pratiquai chaque jour deux fois, dans la vessie, des injections composées de quatre onces d'eau de guimauve, additionnées de quinze gouttes d'opium de Chaussier; j'en portai bientôt la dose à vingt gouttes; elles furent continuées pendant quinze jours, l'amélioration fut rapide, la sécrétion avait complément disparu le quinzième jour et la santé était revenue ce qu'elle était avant l'invasion de la maladie.

TROISIÈME OBSERVATION.

Plusieurs catarrhes de vessie sans complications, datant de 2 à 3 mois, guéris complétement dans l'espace de 15, 20 et 30 jours par le seul emploi des injections vésicales anodines et sédatives à l'eau de morelle, à celle de guimauve, à l'eau de lin et de pavot, employées légèrement tièdes et aidées de bains de siége à l'eau de son, de lavements émollients, de boissons gommeuses et mucilagineuses.

QUATRIÈME OBSERVATION.

70 ans ; catarrhe chronique datant de 3 ans ; pissement de sang, fréquence d'uriner, incontinence, insomnie, amaigrissement, faiblesse générale ; injections émollientes : six semaines de traitement, guérison.

M. R...., ancien instituteur, était depuis trois ans atteint d'un catarrhe de vessie, compliqué des accidents sus-relatés. En 1837, il vint réclamer mes soins; sa santé générale était dans un dépérissement complet, plusieurs traitements avaient eu lieu sans succès; les injections émollientes, les bains, les boissons adoucissantes, le guérirent complétement, dans l'espace de six semaines, et malgré son grand âge et l'ancienneté de la maladie, M. R. reprit l'embonpoint dont il avait joui précédemment.

TRAITEMENT PAR LES INJECTIONS NARCOTIQUES.

CINQUIÈME OBSERVATION.

48 ans ; cystite aiguë passée subitement à l'état chronique ; 6 mois d'existence ; mucosités purulentes, abondantes, émission fréquente d'urines ; guérison en 20 jours par les injections narcotiques.

M. S..., âgé de 48 ans, constitution délicate et nerveuse,

fut atteint en 1842 d'une cystite aiguë avec fréquence et émission douloureuse des urines. Des moyens antiphlogistiques bien que dirigés habilement, furent sans succès, l'état chronique arriva. Dans ces circonstances je fus consulté; j'employai dès le début les injections vésicales narcotiques, les frictions oléonarcotiques, les bains de siége, les boissons adoucissantes et un régime approprié; plusieurs fois par jour je réitérais les injections. Vingt jours de ce traitement suffirent pour enlever toutes douleurs et procurer une rapide amélioration; au bout d'un mois, la guérison était complète. Je laissais séjourner les injections, chaque fois, de quinze à vingt minutes.

SIXIÈME OBSERVATION.

38 ans ; catarrhe chronique datant de 4 années ; rétrécissement de l'urètre, dilatation graduée ; traitement par les injections narcotiques, 5 semaines de traitement, guérison.

M. D...., homme de lettres, âgé de 38 ans, d'une frêle constitution, fut, à la suite d'un rétrécissement de l'urètre, atteint de gêne et de fréquences dans l'émission des urines; il vit bientôt le liquide urinaire devenir bourbeux et déposer au fond du vase une matière mucoso-purulente, qui ne laissait aucun doute sur l'existence du catarrhe ni sur ses complications; la dilatation fut pratiquée, et lorsque le canal eut reconquis sa liberté normale, des injections émollientes furent faites, puis des injections narcotiques; ces injections étaient tolérées par la vessie de vingt à quarante minutes; elles étaient répétées deux et trois fois le jour; cinq semaines de ce traitement suffirent pour la complète guérison.

SEPTIÈME OBSERVATION.

32 ans ; catarrhe chronique, suite de suppression subite d'une dartre à la jambe droite existante depuis 9 ans ; rappel de la dartre dans le lieu qu'elle occupait ; traitement dépuratif, injections narcotiques, guérison au bout de 6 semaines.

M. F...., négociant, étant alors au service militaire, contracta à 22 ans une gale incomplétement traitée, dont les suites amenèrent une affection dartreuse qui se fixa à la jambe droite; des moyens imprudents pour la guérir la firent disparaître subitement, des douleurs se manifestèrent aussitôt à la vessie, l'émission des urines devint difficile et douloureuse, les mucosités de plus en plus épaisses arrivèrent en grande abondance. Ce fut en 1840 que je vis le malade; le catarrhe existait alors depuis huit ans; je rappelai la dartre dans son lieu d'élection primitif, je soumis la personne à un traitement dépuratif; je pratiquai dans la vessie des injections narcotiques que je renouvelais plusieurs fois par jour, et dans six semaines de cette médication secondée d'un régime approprié, le catarrhe et ses complications disparurent complétement.

TRAITEMENT PAR LES INJECTIONS NARCOTIQUES ET BALSAMIQUES.

HUITIÈME OBSERVATION.

45 ans ; catarrhe chronique datant de 2 ans, survenu à la suite d'une blennorragie intense, constitution grêle ; traitement par les injections narcotiques et balsamiques ; 5 semaines de traitement, guérison.

M. C..... conserva pendant fort longtemps une vive douleur à la prostate, un sentiment de pesanteur et de gêne dans toute la région vésicale, à la suite desquels les symptômes d'un catarrhe chronique se développèrent; sa santé s'affaiblit notablement à cause de l'abondance des mucosités et de leur mauvais caractère. Après avoir employé des moyens pour calmer l'état inflammatoire des organes urinaires, les bains de son généraux et locaux, les lavements émollients, j'arrivai aux injections narcotiques; plus tard j'y associai les balsamiques. Ces injections, en apportant une salutaire modification à la vessie, furent parfaitement tolérées par elle; au bout de quinze jours l'état était considérablement amélioré, et cinq semaines plus tard tous les accidents étaient calmés; dès lors les urines reprirent leur limpidité ordinaire.

NEUVIÈME OBSERVATION.

36 ans; catarrhe chronique datant de 3 années; plusieurs rétrécissements; dilatations, injections narcotiques et balsamiques; un mois de traitement, guérison.

M. G..... de R....., à la suite de rétrécissements du canal, obstacles qui furent inaperçus, ressentit de vives souffrances dans la région vésicale, et presque aussitôt se montra un catarrhe qui en peu de temps prit une activité effrayante. M. G... de R... quitta ses travaux administratifs, et fut, d'après le conseil qu'on lui en donna, prendre les eaux à Vichy; cette tentative de traitement n'eut aucun heureux résultat, les phénomènes persistèrent. Le catarrhe avait trois années d'existence au moment où je fus consulté, la santé du malade était très-délabrée, et après des soins généraux, j'employai les injections émollientes d'abord, j'y associai plus tard les narcotiques, et au bout de quinze jours je passai à l'emploi du copahu en injections, depuis un gros jusqu'à quatre onces. Un mois de ce traitement fit cesser tous les accidents et rendit la vessie à son normal état.

TRAITEMENT PAR LES INJECTIONS NARCOTIQUES, BALSAMIQUES ET ÉMOLLIENTES.

DIXIÈME OBSERVATION.

60 ans ; catarrhe chronique, suite d'urétrite ; rétrécissements, dilatation ; abondantes mucosités ; injections émollientes narcotiques et balsamiques; un mois de traitement, guérison.

M. M...., filateur, à la suite d'un écoulement, contre lequel des injections astringentes furent intempestivement dirigées, vit survenir des rétrécissements et bientôt un catarrhe de vessie ; je traitai d'abord les complications, puis j'employai les injections émollientes, celles narcotiques, enfin les balsamiques, dans des proportions modérées, pour guérir le catarrhe ; chaque jour les injections étaient répétées deux fois ; les bains, les lavements émollients, une nourriturre rafraîchissante, vinrent seconder le traitement et au bout d'un mois la guérison ne laissait rien à désirer.

ONZIÈME OBSERVATION.

66 ans ; catarrhe chronique, exiguïté de la vessie, urines ammoniacales, émissions fréquentes et douloureuses ; injections émollientes, narcotiques et balsamiques ; 6 semaines de traitement, guérison.

M. V....., dont la constitution déjà fort délicate, était d'autant plus affaiblie, qu'il était atteint d'un catarrhe chronique existant depuis fort longtemps, vint me consulter en janvier 1840, après bien des traitements sans aucun résultat satisfaisant; il y avait trois ans que cette maladie durait. Le canal de l'urètre présentait une complète liberté; je commençai par des lavages de vessie, et par des irrigations de cet organe; j'arrivai progressivement aux injections émollientes, puis aux narcotiques, puis aux balsamiques. J'employai d'abord en injections l'extrait de belladone, à la dose de dix grains par pinte de liquide, puis l'opium à la dose de quatre grains par litre d'eau émolliente, puis enfin le copahu à la dose de deux gros à deux onces progressivement; chaque jour les injections étaient faites, et chaque jour aussi, conservées trente minutes au moins; six semaines de ce traitement guérirent le catarrhe, et plus tard un régime confortant rendit au malade ses forces et son embonpoint.

TRAITEMENT PAR LES INJECTIONS BALSAMIQUES.

DOUZIÈME OBSERVATION.

70 ans; catarrhe chronique datant de 3 mois; abondantes mucosités, fréquence d'urines, émissions douloureuses; 5 injections balsamiques à 2 onces, guérison.

M. D..., propriétaire et cultivateur, âgé de 70 ans, fut atteint presque subitement d'un catarrhe de vessie dont les mucosités interceptant le cours des urines, rendaient leur sortie très-douloureuse; la santé, pendant trois mois que dura ce catarrhe, reçut de graves atteintes; des moyens antiphlogistiques furent d'abord employés, quelques lavages de vessie le furent aussi, et dès qu'il y eut amélioration sensible, je pratiquai les injections balsamiques, à la dose d'un gros à deux onces. Chaque jour une injection était faite, et la cinquième rendit à la vessie son état normal.

TREIZIÈME OBSERVATION.

30 ans; urétrite simple, cystite idiopathique, catarrhe consécutif; injections balsamiques 8 jours de traitement, guérison.

M. C...., avocat, âgé de 30 ans, fut, à la suite d'une urétrite, atteint d'un catarrhe aigu de la vessie; les moyens antiphlogistiques, énergiquement déployés, firent céder promptement l'état inflammatoire, mais l'état chronique se manifesta aussitôt; lorsque je vis ce malade, il ne ressentait plus aucune douleur, et le bon état de sa santé m'autorisa à employer aussitôt les injections balsamiques; je commençai par une once de copahu dans quatre onces d'eau d'orge, la tolérance de la vessie me permit de porter à deux onces, presque de suite, la dose de copahu, et huit jours de traitement, où chaque jour une injection était faite, firent disparaître l'écoulement catarrhal.

QUATORZIÈME OBSERVATION.

63 ans; catarrhe chronique, prostatique, cinq rétrécissements de l'urètre, incontinence d'urine, accidents datant de 30 années; dilatation; cautérisation, injections narcotiques, émollientes ou balsamiques; deux mois de traitement, guérison.

M. D..... de C...., député, âgé de 63 ans, vit à la suite d'une urétrite, traitée par les injections astringentes, se développer des rétrécissements fort nombreux, qui durèrent très-longtemps, et qui, par suite de la gêne qu'en éprouva la vessie, finirent par amener un catarrhe chronique des plus intenses; sa santé en fut gravement altérée, ses jours étaient menacés lorsqu'il se décida à venir réclamer les soins de mon art.

Sa position était alarmante, des phénomènes de réaction avaient tour à tour envahi tous les organes; les forces étaient épuisées, les digestions dans le plus mauvais état possible; une fièvre lente avait réduit le malade au marasme, et l'appareil urinaire se trouvait compromis au plus haut point; les mucosités purulentes qu'il rendait chaque jour, pouvaient être facilement évaluées à une pinte. J'entourai le malade de tous les soins qu'exigeait sa santé, je parvins à soulager la vessie en rendant au canal de l'urètre son diamètre normal, et en apprenant au malade à se sonder lui-même; l'amélioration fut très-prompte, la fièvre se calma, le sommeil revint, l'appétit reprit et les forces augmentèrent.

Ce fut alors que je commençai les injections, qui d'abord émollientes, furent faites pendant huit jours de suite, deux et trois fois chaque jour; puis narcotiques, pendant huit autres jours et dans les mêmes proportions; j'arrivai alors aux injections balsamiques, j'associai le copahu avec les narcotiques, et j'employai ce médicament depuis un gros pour quatre onces de liquide, jusqu'à quatre onces de copahu pur dans douze onces d'eau de guimauve; la sécrétion mucoso-purulente, qui avait sensiblement diminué sous l'influence de ces moyens, cessa rapidement, et au bout de deux mois, la santé du malade fut entièrement rétablie; son moral retrouva son énergie, et il put reprendre ses travaux à la chambre des députés, dont il est membre.

Cette observation mérite une grande attention; la gravité des symptômes, la rapidité de la guérison, donnent à l'observation et au traitement une valeur importante. Je place à la suite de cette remarquable et unique observation, la lettre que m'adressa M. D.... de C.... après son complet rétablissement ; elle honore mon client et moi-même en mettant au jour ce témoignage authentique de son affectueuse reconnaissance envers moi.

MONSIEUR,

« Je ne saurais quitter Paris sans rendre un témoignage mérité au talent, à l'habileté avec laquelle vous avez obtenu un succès complet en ma personne, pour une maladie dont j'étais atteint depuis vingt-cinq années. Les opérations lumineusement indiquées, leur succès d'autant plus remarquable, sont qu'à la suite d'un rétrécissement par vous vaincu, vous avez voulu rendre complète ma guérison en procédant à une cautérisation entière du canal qui a présenté un phénomène d'une membrane qui s'en est détachée tout entière, sans occasionner le moindre accident. Trois mois consacrés à ce traitement l'ont rendu complet ; si j'ai fait preuve d'un peu de persévérance, vous aussi, Monsieur, vous avez ranimé, par votre zèle, votre adresse, votre expérience, ces moments si douloureux, cette ignorance si ingénieuse à entrevoir les dangers ; consoler mon moral, soulager ma douleur, me rappeler à l'existence, a été votre ouvrage. Veuillez en recueillir le prix dans ma vive reconnaissance ; si quelques incrédules avaient besoin d'un témoignage plus sincère, veuillez leur montrer cette lettre, je me ferai même un plaisir et un devoir envers vous de leur affirmer qu'elle est l'expérience exacte de tout ce que j'ai obtenu de m'être confié à vos généreux soins.

» Adieu, Monsieur, agréez l'assurance de mes sentiments et de toute mon affection.

Signé : D.... de C...., maire et député.

QUINZIÈME OBSERVATION.

70 ans ; plusieurs rétrécissements de l'urètre, catarrhe chronique, faiblesse et semi-paralysie de vessie ; néphrite simple, maladie datant de 2 ans ; injections émollientes, narcotiques et balsamiques, guérison dans un mois de traitement.

M. D....., ancien préfet et littérateur distingué, après une vie passée dans les travaux de cabinet, ressentit pendant deux années des douleurs de l'urètre, de la prostate et de la vessie, puis un catarrhe vint à se déclarer; des douleurs sympathiques se montrèrent du côté des reins, les urines s'écoulèrent difficilement et la fréquence d'uriner devint de plus en plus multipliée. C'est dans ces circonstances, qu'appelé à donner mes soins à M. D...., je commençai par le débarrasser des rétrécissements dont l'urètre était encombré, ensuite par calmer les envies fréquentes d'uriner et les phénomènes locaux inflammatoires; je fis dans la cavité vésicale des injections émollientes d'abord, puis narcotiques, puis balsamiques et narcotiques; ce traitement amenda promptement les accidents, et au bout de deux mois le complet rétablissement eut lieu.

Je ne puis résister au besoin de rendre publique la lettre flatteuse et honorable que voulut bien m'adresser à la suite de sa guérison M. D....

MONSIEUR,

J'ai attendu que la guérison dont je dois l'avantage à votre science intelligente, à votre pratique éclairée et à vos soins affectueux fût complétée par le retour assuré de mon ancienne bonne santé, pour vous témoigner ma gratitude d'une cure qui vous fait autant d'honneur qu'elle me cause de plaisir à moi et à ma famille.

Le catarrhe de vessie avec lequel je suis revenu de la campagne, inquiet et souffrant, depuis plusieurs mois, m'inspirait d'autant plus de crainte, que la vessie d'un septuagénaire est plus difficile à rétablir dans l'équilibre de ses fonctions.

Tout va bien depuis plusieurs mois, et grâce à vos soins efficaces, je me trouve la puissance de corps et d'intelligence dont je jouissais avant ma maladie et même dans la force de l'âge.

Agréez, je vous prie, Monsieur, avec l'expression de ma reconnaissance, que ma famille partage, l'assurance de la considération et de la bonne amitié que je vous ai vouée.

Signé : L. D....

TRAITEMENT PAR LES INJECTIONS DÉTERSIVES.

SEIZIÈME OBSERVATION

54 ans ; catarrhe chronique de vessie datant de six mois ; bonne constitution, profes-

sion sédentaire, emploi des détersifs en injections, améliorations subites ; 15 jours de traitement, guérison.

M. T...., employé aux finances, fut atteint d'un catarrhe de vessie à l'âge de 54 ans ; dès son début, cette maladie revêtit de suite la forme chronique. Les habitudes sédentaires de M. T.... et celle qu'il avait contractée en se privant habituellement d'uriner, lorsqu'il en avait un pressant besoin, en furent cause; le mucus était fort abondant et fort épais. En raison des bonnes conditions dans lesquelles se trouvaient les organes auxquels j'avais affaire, j'employai de suite les injections détersives, qui dans de semblables circonstances m'avaient parfaitement réussi; je choisis le chlorure de potassium, dont j'usai à la dose de douze gouttes dans quatre onces d'eau de guimauve; j'augmentai progressivement la dose de chlorure de potassium ; je fis les injections deux fois par jour, sans aucun empêchement, et dans quinze jours il y avait une guérison satisfaisante et complète.

TRAITEMENT PAR LES INJECTIONS ASTRINGENTES.

DIX-SEPTIÈME OBSERVATION.

56 ans ; catarrhe chronique datant de 15 ans, consécutif à l'opération de la taille ; bonne constitution ; injections toniques et astringentes ; 6 semaines de traitement, guérison.

M. B...., pharmacien à Paris, fut opéré à Montpellier, par le docteur Dubreuil, d'une pierre dont il était porteur dans la vessie ; cette opération eut tout le succès désirable, mais un an plus tard, des accidents vers la vessie se manifestèrent, il y eut des pesanteurs, des fréquences continuelles d'uriner, et l'excrétion de matières glaireuses et muqueuses, en quantité fort abondante.

L'exploration de la vessie me démontra sa parfaite liberté; quelques légers rétrécissements prostatiques furent détruits, et les accidents inflammatoires une fois calmés, je fis des injections de tannin et d'eau de roses dans la poche urinaire ; dans six semaines ces moyens ramenèrent la vessie à son premier état de santé ; j'y joignis le régime, les conditions hygiéniques appropriées, et la guérison fut complète.

TRAITEMENT PAR LES INJECTIONS STIMULANTES, EXCITANTES, IRRITANTES.

DIX-HUITIÈME OBSERVATION.

45 ans ; catarrhe chronique datant de 10 ans ; plusieurs rétrécissements, paresse de vessie, cathétérisme, dilatation ; injections stimulantes cantharidées ; 40 jours de traitement, guérison.

M. G...., fleuriste, fut atteint de plusieurs rétrécissements, à la suite de blennorragies répétées et peu convenablement guéries; quelques accidents consécutifs, peu d'observation dans son régime, déterminèrent bientôt un catarrhe abondant, sans douleur, sans souffrances et sans autres complications qu'une paresse de vessie. Ce fut le cas d'employer la teinture de cantharides en injection, dont plusieurs fois j'avais obtenu en pareille circonstance des effets satisfaisants. Chaque jour je faisais deux injections de quatre onces d'eau de guimauve et de dix gouttes de teinture, dont je portai la dose jusqu'à quarante gouttes ; dans l'espace de quarante jours, la guérison fut terminée sans accidents consécutifs ni phénomènes réactionnels.

DIX-NEUVIÈME OBSERVATION.

62 ans ; catarrhe vésical, suite d'une hypertrophie de la prostate, injections cantharidées ; un mois de traitement, guérison.

M. C...., peintre de fleurs, vit se développer une affection catarrhale à la vessie, en même temps qu'il se formait un gonflement à la prostate, suite d'imprudences commises dans des habitudes contre lesquelles son âge devait le garantir. Il conserva six mois cette maladie, pensant qu'elle partirait comme elle était venue; mais l'affection prenant de la gravité, le malade vint réclamer mes soins ; le bon état des organes me conduisit à employer de prime abord les injections cantharidées, que je répétai matin et soir depuis dix gouttes jusqu'à soixante et quatre-vingts dans une décoction légère d'eau d'orge miellée; au bout d'un mois de cette médication et de conditions hygiéniques appropriées, le catarrhe disparut complétement.

Plusieurs catarrhes chroniques de vessie, chez de jeunes enfants, dont je crois inutile ici de rapporter les observations, ont été facilement guéris par des injections rendues stimulantes à l'aide de quelques gouttes de teinture de cantharides.

J'ai un nombre assez varié d'observations de guérison de catarrhe de vessie par la teinture de cantharides. Je n'ai pas cru devoir les rapporter, dans la crainte de multiplier des observations de même nature, et d'étendre par trop le cadre de cet ouvrage; mais il est important de signaler la tolérance parfaite *d'une vessie catarrheuse au contact de la teinture de cantharides ;* tolérance qui diminue d'autant plus, que la guérison marche et approche. Ces injections ne doivent être employées que lorsqu'il n'y a aucune douleur dans la région vésicale, et doivent être graduées en raison des cas, des phénomènes réactionnels, de l'organe traité et de la constitution.

TRAITEMENT PAR LES INJECTIONS CAUSTIQUES.

VINGTIÈME OBSERVATION.

28 ans ; cystite aiguë, développée à la suite d'un bain froid ; catarrhe consécutif datant de 3 mois ; injections caustiques, 23 jours de traitement, guérison.

M. C......, avocat distingué, très-adonné à la natation, fut, à la suite d'un bain de rivière, saisi d'un refroidissement qui frappa la vessie d'une affection catarrhale, qui se montra de suite, accompagnée de phénomènes très-douloureux, et qui dans peu de jours passa à l'état chronique, avec un abondant écoulement de mucus glaireux et floconneux; des moyens antiphlogistiques très-énergiques firent cesser toutes douleurs, mais la sécrétion incommode et abondante ne discontinua pas. Déjà beaucoup de moyens avaient été employés par les méthodes ordinaires, et toutes sans succès; le bon état de la constitution, la liberté du canal, et l'absence de souffrances du côté de la vessie, m'autorisèrent à faire usage des injections caustiques; je les pratiquai à un jour d'intervalle, à la dose constante de trois grains pour quatre onces d'eau ; dix injections furent employées, la vessie les conservait facilement de dix à quinze minutes, et en vingt-deux jours de traitement le catarrhe avait disparu.

VINGT ET UNIÈME OBSERVATION.

45 ans ; catarrhe chronique datant de 11 mois, occupations assidues et sédentaires seule cause ; injections caustiques, 15 jours de traitement, guérison.

A la suite de travaux de cabinet auxquels s'était livré M. S...., juge d'instruction, ainsi que par l'habitude qu'il avait contractée de retenir ses urines, par suite de l'exigence de ses occupations, il vit petit à petit, et dans l'espace de onze mois, une affection catarrhale se développer à la vessie, et devenir tellement abondante, que les urines étaient complétement enveloppées dans le flux qui s'en écoulait ; il y avait vive douleur, non pas dans la vessie, mais à la prostate, dans le canal de l'urètre, pesanteur dans toute la région vésicale, difficulté dans l'excrétion des urines, gêne et embarras abdominal ; j'employai d'abord les bains, les fomentations émollientes, les boissons mucilagineuses et les lavements calmants. Une fois le cortége des souffrances disparu, je fis des injections caustiques avec une solution de nitrate d'argent, d'abord à la dose d'un grain pour quatre onces d'eau de morelle ; j'allai jusqu'à quatre grains, pour la même quantité de liquide ; je pus tous les jours faire une injection, et dans quinze jours de l'emploi de ces moyens, le atarrhe disparut, la santé générale s'en trouva très-bien et depuis six mois la guérison est parfaite. J'ai l'habitude, à la suite des injections caustiques qui ne doivent rester que quinze à vingt minutes dans la vessie, de faire de suite après une injection d'eau froide, qui séjourne autant que possible.

TRAITEMENT PAR LES INJECTIONS TONIQUES.

VINGT-DEUXIÈME OBSERVATION.

60 ans ; catarrhe chronique existant depuis 15 ans ; injections toniques vineuses ; 2 mois de traitement, guérison.

Un cultivateur des environs de Chartres, d'une bonne constitution, fut atteint pendant quinze ans d'un catarrhe vésical dont il ne reconnut jamais l'existence qu'à l'état chronique. Ce catarrhe lui était survenu, par suite d'excès en tous genres, d'habitude de retenir longtemps ses urines et aussi par celle contractée depuis trente ans d'uriner constamment la nuit, sans se lever et dans la position horizontale ; ses souffrances étaient peu graves, mais il urinait très-lentement, et la vessie avait été frappée d'une semi-paralysie en même temps que le catarrhe s'était déclaré ; le mucus était très-abondant, purulent et fort ammoniacal ; je lui donnai quelques soins préparatoires ; j'employai dès le début de mon traitement des injections vineuses dans la proportion d'un huitième de vin sur sept partie d'eau. Je rendis ces injections de plus en plus toniques au point d'injecter dans les derniers temps le vin pur ; la vessie conservait toujours les injections de quinze à vingt minutes, et dans deux mois de ce traitement la guérison était arrivée au terme le plus satisfaisant.

VINGT-TROISIÈME OBSERVATION.

32 ans ; catarrhe chronique, suite de blennorragie intense, usage inopportun des injections urétrales astringentes ; catarrhe consécutif datant de 6 mois ; injections toniques d'eau froide d'abord, vineuses ensuite ; 25 jours de traitement, guérison.

M. A...., sculpteur, désireux de se débarrasser d'une

blennorragie, dont quelques restes se montraient depuis très-longtemps, pratiqua, d'après d'imprudents conseils, des injections astringentes dans l'urètre; la médication ne fut pas heureuse, et il s'ensuivit presque aussitôt des embarras du canal, puis un catarrhe de vessie qui dura six mois; les mucosités furent très-abondantes, l'émission des urines très-difficile ; la vessie devint paresseuse et la santé générale commençait à ressentir des atteintes fâcheuses ; après des soins généraux, qui devaient précéder le traitement, je mis en usage, les injections d'eau froide, que je répétais plusieurs fois par jour, et que je faisais garder le plus longtemps possible ; j'ajoutai petit à petit un peu de vin, j'en augmentai la quantité proportionnellement et progressivement, et en vingt-cinq jours le catarrhe disparut et le retour à la santé fut complet.

J'ai remarqué que dans l'emploi des injections toniques par l'eau froide, elles agissaient d'autant mieux que l'eau était plus froide, telle que l'eau de puits, de source ou de pompe, et que dans les injections vineuses, il fallait un peu en élever la température ; les vins les plus avantageux à employer dans la méthode injective, sont les gros vins d'Auvergne, ceux du Cher, et généralement tous ceux fortement chargés de matière colorante.

TROISIÈME PARTIE.

FORMULAIRE

SPÉCIAL ET GÉNÉRAL, DOMESTIQUE ET MAGISTRAL.

Ce formulaire contient non-seulement les formules d'injections destinées à être faites dans la vessie contre le *catarrhe chronique*, mais encore celles qui sont utiles dans le traitement des complications qui intéressent les différents organes qui ont des sympathies avec l'appareil urinaire.

J'ai rassemblé toutes les formules d'injections dont la plupart ont été expérimentées dans ma pratique ; préparées avec soin, elles peuvent toutes être appliquées avec fruit ; elles sont du reste le résultat de l'expérience. J'ai joint à chaque série de formules spéciales, les cas dans lesquels il convenait de les appliquer et la manière de le faire.

FORMULAIRE SPÉCIAL.

INJECTIONS VÉSICALES.

INJECTIONS ET IRRIGATIONS POUR LAVER LA VESSIE.

On emploie pour ces lavages de vessie ou injections les liquides suivants, selon les indications.

Ces injections doivent être faites à la température de la vessie et toujours avec une seringue graduée et la sonde ; elles deviennent lavages ou irrigations lorsqu'on les emploie à l'aide de la sonde à double courant.

La dose pour une injection est de quatre à huit onces, il en faut une bien plus grande quantité, pour une irrigation ou pour un lavage de vessie.

INJECTIONS ANODINES.

N° 1. Infusion de fleurs de coquelicots. 120 grammes.
Hydrochl. morph. . . . . . . 1 à 2 centigrammes.

AUTRE.

N° 2. Décoction de pavots. . . . . . 120 grammes.
Opium de Chaussier. . . . . . 5 gouttes.

AUTRE.

N° 3. Eau de guimauve (racine). . . 125 grammes.
Extrait gommeux d'opium. . . de 5 à 10 centigrammes.

(Inject. : s : l : pour une ou deux fois).

Nota. Les extraits de jusquiame, de morelle, de ciguë et de stramonium peuvent remplacer celui d'opium.

Ces injections s'emploient lorsque le catarrhe de vessie est récent, que les mucosités sont peu abondantes et que la vessie n'est point douloureuse.

INJECTIONS SÉDATIVES.

N° 1. Têtes de pavots incisées. . . . 10 grammes.
Eau bouillante. . . . . 125 grammes.

Infusez demi-heure et passez.

AUTRE.

N° 2. Extrait de jusquiame. . . . . 10 centigrammes.
Décoction de racine de guimauve. . . . . 125 grammes.

Elles s'emploient dans le même cas que les précédentes.

INJECTIONS EMOLLIENTES.

N° 1. Décoction de graine de lin. . . 125 grammes.
Huile d'amandes douces. . . . 25 grammes.

AUTRE.

N° 2. Eau d'orge miellée. . . . . . 125 grammes.
Huile d'olives. . . . . 25 grammes.
Jaune d'œuf. . . . . N° 1.

Elles s'emploient lorsque la vessie est un peu douloureuse.

INJECTIONS CALMANTES.

N° 1.	Feuilles de morelle.	4 grammes.
	Capsules de pavots brisées. . .	4 grammes.
	Eau bouillante.	125 grammes.

Infusion de demi-heure, passez avec expression, injectez tiède.

AUTRE.

N° 2.	Décoction de racine de guimauve sèche.	125 grammes.
	Laudanum liquide de Sydenham.	de 10 à 15 gouttes.

AUTRE.

N° 3.	Eau de guimauve.	125 grammes.
	Extrait de belladone.	de 5 à 15 centigrammes.

AUTRE.

N° 4.	Eau d'orge.	125 grammes.
	Extrait d'opium.	2 décigrammes.

AUTRE.

N° 5.	Décoction de son miellée. . .	125 grammes.
	Extrait de Morelle.	de 10 à 20 centigrammes.

Passez avec expression, injectez tiède.

Même emploi que les précédentes et lorsque la sensibilité de la vessie est plus développée.

INJECTIONS NARCOTIQUES.

N° 1.	Eau de guimauve.	125 grammes.
	Opium de Chaussier.	de 5 à 10 gouttes.

AUTRE.

N° 2.	Eau de guimauve.	125 grammes.
	Teinture de belladone.	20 gouttes.

On peut porter la dose de la teinture de belladone jusqu'à 20 et 30 gouttes facilement. Il faut néanmoins observer l'action qu'elle pourrait avoir sur la vue.

AUTRE.

N° 3.	Eau de guimauve.	125 grammes.
	Extrait de ciguë.	de 5 à 20 centigrammes.

On peut renouveler ces injections deux et même trois fois dans les vingt-quatre heures, lorsqu'il y a vive sensibilité dans la vessie.

INJECTIONS NARCOTIQUES ET BALSAMIQUES.

N° 1.	Baume de copahu.	25 grammes.
	Jaune d'œuf.	N° 1.
	Extrait de belladone.	5 à 10 centigrammes.

Mêlés à

	Eau de guimauve.	125 grammes.

AUTRE.

N° 2.	Baume de copahu.	30 grammes.
	Jaune d'œuf.	N° 1.
	Hydrochlorate de morphine. .	1 à 2 centigrammes.

Mêlés à

	Eau de laitue.	125 grammes.

AUTRE.

N° 3.	Baume de copahu.	45 grammes.
	Jaune d'œuf.	N° 1.
	Extrait de jusquiame.	5 à 10 centigrammes.

Mêlés à

	Décoction de son.	125 grammes.

Mêlez, injectez tiède tout ou partie selon la capacité de la vessie.

Ces injections précèdent habituellement les injections balsamiques; tranquillisent les parois vésicales, et disposent la vessie à recevoir les injections de copahu pur.

INJECTIONS NARCOTIQUES BALSAMIQUES ET EMOLLIENTES.

N° 1.	Baume de copahu.	8 grammes.
	Extrait de belladone.	2 décigrammes.
	Eau de guimauve.	125 grammes.
	Jaune d'œuf.	N° 1.

On peut augmenter progressivement la dose du copahu et la porter jusqu'à 20 grammes, eu égard à la tolérance de la vessie, mais il faut aussi augmenter la dose du véhicule.

AUTRE.

N° 2.	Baume de copahu.	de 8 à 30 grammes.
	Jaune d'œuf.	N° 1.
	Décoctions de pavots somnifères.	200 grammes.

Même emploi que les précédentes.

INJECTIONS BALSAMIQUES CAMPHRÉES.

N° 1.	Baume de copahu.	8 grammes à 60 grammes.
	Camphre.	de 25 à 50 centigrammes.
	Jaune d'œuf.	N° 1.
	Eau simple tiède.	125 grammes.

AUTRE.

N° 2.	Baume de copahu.	30 grammes.
	Camphre.	10 décigrammes.
	Jaune d'œuf.	N° 1.
	Eau de son.	125 grammes.

Employée dans les mêmes cas, mais après les injections narcotiques balsamiques.

INJECTIONS BALSAMIQUES ÉMOLLIENTES.

N° 1.	Décoction de plantes émollientes.	125 grammes.
	Baume de copahu.	8 à 20 grammes.
	Jaune d'œuf.	N° 1.

F. inject. s : l ;

AUTRE.

N° 2.	Semences de lin.	15 grammes.

Faites bouillir dans un litre d'eau, passez et ajoutez

Baume de copahu.	16 grammes.
Jaune d'œuf.	N° 1.

Inj. s. art.
Même emploi.

INJECTIONS DÉTERSIVES.

N° 1. Acétate de cuivre. . . . . . . de 5 à 20 centigrammes.
Eau distillée. . . . . 125 grammes.

F. inject. s : l :

AUTRE.

N° 2. Sous-carbonate de potasse. . . de 20 à 30 centigrammes.
Eau distillée de valériane. . . 125 grammes.

F. inject. s : l :

AUTRE.

N° 3. Sous-carbonate de soude. . . . de 30 à 60 centigrammes.
Eau de rose. . . . . 125 grammes.

F. inject. s : l :

On les pratique avant les injections balsamiques dans les cas où les parois vésicales sécrètent des mucosités sanieuses purulentes et abondantes.

INJECTIONS BALSAMIQUES.

N° 1. Baume de copahu. . . . . . de 8 à 16 grammes.

Mêlé à

Eau d'orge. . . . . 125 grammes.
Jaune d'œuf. . . . . N° 1.

AUTRE.

N° 2. Baume de copahu. . . . . . . 25 grammes.
Jaune d'œuf. . . . . N° 1.
Eau. . . . . 125 grammes.

AUTRE.

N° 3. Baume de copahu. . . . . . . 30 grammes.
Jaune d'œuf. . . . . N° 1.
Eau de chaux. . . . . 10 grammes.
Eau de son. . . . . 100 grammes.

Introduire les injections légèrement tièdes et les conserver selon la tolérance de la vessie.

Employées contre le catarrhe vésical pour en tarir la sécrétion muqueuse, ces injections doivent être employées lorsque la vessie n'a plus aucun sentiment de douleur.

INJECTIONS ASTRINGENTES.

N° 1.	Miel rosat.	20 à 30 grammes.
	Eau de roses.	125 grammes.

Mêlez f. inject. s : l :

AUTRE.

N° 2.	Eau pure.	125 grammes.
	Eau de goudron.	50 grammes.

On peut faire par jour deux injections, elle doit être employée tiède ; si quelques douleurs se manifestaient, on peut y ajouter quelques gouttes de laudanum de Rousseau.

AUTRE.

N° 3.	Eau gommée.	125 grammes.
	Calomelas.	1 gramme.

AUTRE.

N° 4.	Sous-acétate de plomb liquide.	5 à 10 gouttes.
	Eau distillée de roses.	125 grammes.

Mêlez.

AUTRE.

N° 5.	Miel rosat.	16 grammes.
	Sulfate de zinc.	30 à 40 centigrammes.
	Eau distillée.	125 grammes.

F. inject. s : l :

AUTRE.

N° 6.	Teintures de cachou et de quinquina.	de chaque 18 gouttes.
	Eau distillée de roses.	125 grammes.

AUTRE.

N° 7.	Eau de roses.	60 grammes.
	Sous-acétate de plomb liquide.	20 à 30 gouttes.
	Eau distillée.	70 grammes.

Elles remplacent dans certains cas les injections balsamiques et agissent de même, mais avec bien moins d'énergie.

INJECTIONS STIMULANTES.

N° 1. Eau distillée. . . . . 125 grammes.
Nitrate d'argent fondu. . . . . de 5 à 10 centigrammes.

AUTRE.

N° 2. Eau de rose. . . . . 125 grammes.
Potasse caustique liquide. . . de 2 à 4 gouttes.

Mêlez s : l :

AUTRE.

N° 3. Eau de fenouil. . . . . 125 grammes.
Muriate d'ammoniaque. . . . de 50 à 100 centigrammes.

F. inject. s : l :

AUTRE.

N° 4. Eau de camomille. . . . . . 125 grammes.
Ammoniaque liquide. . . . . de 5 à 10 gouttes.

Mêlez.

AUTRE.

N° 5. Eau de pariétaire. . . . . . . 125 grammes.
Teinture de cantharides. . . . de 5 à 10 gouttes.

Mêlez s : l :

Employées dans les catarrhes de vessie lorsqu'il n'y a point de douleurs et lorsque cet organe est légèrement paresseux.

INJECTIONS EXCITANTES.

N° 1. Teinture de cantharides. . . . de 10 à 20 gouttes.
Eau. . . . . 125 grammes.

AUTRE.

N° 2. Teinture d'iode. . . . . 20 gouttes.
Eau. . . . . 125 grammes.

Même emploi que les précédentes.

INJECTIONS IRRITANTES.

N° 1. Vin chaud. . . . . 125 grammes.
Alcool rectifié. . . . . 50 centigrammes.

AUTRE.

N° 2.	Gros vin du Cher.	125 grammes.
	Miel.	10 grammes.

Même cas que les précédentes, mais surtout lorsqu'il y a paresse ou paralysie de vessie.

INJECTIONS CAUSTIQUES.

N° 1.	Nitrate d'argent fondu. . . .	de 20 à 40 centigrammes.
	Eau distillée.	80 grammes.

On peut remplacer le nitrate fondu par le cristallisé.

AUTRE.

N° 2.	Potasse caustique.	de 25 à 30 centigrammes.
	Eau distillée.	80 grammes.

Dans les cas de vieux catarrhes vésicaux et lorsqu'il faut donner du ton et de l'énergie à la poche urinaire.

INJECTIONS TONIQUES.

N° 1.	Eau d'orge.	125 grammes.
	Vin rouge.	30 grammes.

Augmenter progressivement la dose du vin.

AUTRE.

N° 2.	Infusion de quinquina à froid.	125 grammes.

AUTRE.

N° 3.	Vin aromatique du Codex. . .	45 grammes.
	Eau pure.	125 grammes.

AUTRE.

N° 4.	Eau de puits ou autre très-fraîche.	125 grammes.

AUTRE.

N° 5.	Vin du Cher.	25 grammes.
	Miel.	30 grammes.
	Eau..	125 grammes.

Elles s'emploient pour ramener le ton et l'énergie de la vessie après le traitement balsamique, aussi dans les paresses et les semi-paralysies de vessie.

FORMULAIRE GÉNÉRAL ET SUPPLÉMENTAIRE.

TISANES.

TISANES RAFRAICHISSANTES.

N° 1.	Acide citrique.	50 centigrammes.
	Sirop de sucre.	125 grammes.
	Eau ordinaire.	750 grammes.
	Essence de citron.	gouttes 1 à 4.

F. boisson rafraîchissante s : l : en dissolution à froid.

AUTRE.

N° 2.	Eau de Seltz artificielle. . . .	une bouteille.

Edulcorée avec sirop de groseilles ou de limon.

AUTRE.

N° 3.	Chiendent ratissé.	16 grammes.
	Racine de fraisier.	id.
	Pariétaire.	4 grammes.
	Sirop de cerises.	64 grammes.
	Eau pure.	500 grammes.

F. tisane s : l : par décoction et infusion (à prendre par tasses dans la journée).

On les emploie pendant le traitement du catarrhe dans le cas où il y a un peu de fièvre, ou lorsque les urines sont chargées, troubles ou épaisses.

POUDRES DIURÉTIQUES.

N° 1.	Poudre de gomme arabique. .	32 grammes.
	— de sucre ordinaire. .	95 grammes.
	— de nitrate de potasse. .	2 grammes.

Mêlez ; elles s'emploient à la dose d'une demi-cuillerée à café pour un verre d'eau. En dissolution à froid.

AUTRE.

N° 2.	Sucre en poudre.	200 grammes.
	Gomme pulvérisée.	16 grammes.
	Nitrate de potasse.	4 grammes.
	Crême de tartre soluble. . . .	id.

Mêlez s : l : et divisez en 6 doses.

Chaque dose pour une pinte d'eau bouillante, pure et dissoute dans un vase en terre.

Dans le même cas que les tisanes rafraîchissantes.

POUDRES GOMMEUSES OU EMOLLIENTES.

N° 3.	Gomme arabique pulvérisée. .	250 grammes.
	Sucre blanc.	1000 grammes.

Mêlez s : l : et divisez en 6 doses, à faire dissoudre chacune à froid dans 500 grammes d'eau (à prendre par verrées dans la journée).

POUDRES EMOLLIENTES CAMPHRÉES.

N° 4.	Gomme arabique pulvérisée. .	125 grammes.
	Sucre blanc pulvérisé.	500 grammes.
	Camphre pulvérisé.	20 centigrammes.

Mêlez s : l : et divisez en 8 doses (à prendre froide comme ci-dessus).

POUDRES EMOLLIENTES CAMPHRÉES ET OPIACÉES.

N° 5.	Gomme arabique pulvérisée. .	125 grammes.
	Sucre blanc.	500 grammes.
	Camphre pulv.	20 centigrammes.
	Opium brut pulv.	id.

Mêlez s : l : et divisez en 8 doses (à prendre comme celle du n° 3).

POUDRES DIURÉTIQUES CALMANTES.

N° 6.	Gomme arabique pulvérisée. .	125 grammes.
	Sucre blanc.	500 grammes.
	Camphre pulvérisé.	10 centigrammes.
	Opium brut choisi.	id.
	Nitrate de potasse.	1 gramme.

Mêlez s : l : divisez et prenez comme ci-dessus.

PASTILLES CONTRE LA SOIF.

Acide tartrique porphyrisé. .	12 grammes.
Sucre blanc.	500 grammes.
Gomme adragante.	5 grammes.
Eau pure.	44 grammes.
Essence de citron.	16 gouttes.

Faites des tablettes de 12 grains, en prendre 10 ou 20 en raison de la soif, et ayez soin de ne les administrer qu'une à une.

On en donne avec avantage dans les cas où il y a rétention d'urine, difficulté à uriner, et où il faut par conséquent être très-sobre de boissons diurétiques.

TISANE ANTISPASMODIQUE.

Fleurs de tilleul.	une forte pincée.
— camomille.	id.
Feuilles d'oranger.	id.
Eau bouillante.	500 grammes.
Sirop de fleurs d'oranger. . . .	100 grammes.

F. s : l : (à prendre par tasses moyennes).

Administrées pour calmer l'irritation nerveuse pendant l'existence et le traitement du catarrhe de vessie.

POTIONS LAXATIVES.

N° 1.	Huile de ricin récente. . . .	16 grammes.
	Sirop de fleurs de pêcher. . .	32 grammes.
	Miel de Narbonne.	id.
	Eau simple.	96 grammes.
	Alcoolat de menthe.	4 gouttes.

F. potion s : l : (à prendre par cuillerées à bouche toutes les deux heures).

AUTRE.

N° 2.	Huile de Palmachristi récente.	32 grammes.
	Sirop de limons.	id.
	Miel de Narbonne surfin. . .	id.
	Eau pure.	96 grammes.

F. potion s : l : (à prendre par cuillerée) comme ci-dessus.

AUTRE.

N° 3.	Huile d'amandes douces. . . .	16 grammes.
	Sirop de rhubarbe simple. . .	64 grammes.
	Eau pure.	80 grammes.
	Gomme adragante.	40 centigrammes.
	Eau de fleur d'oranger. . . .	4 grammes.

F. potion s : l : (à prendre en deux fois chaque matin).

Elles s'administrent toujours pendant le traitement du catarrhe chronique, pendant lequel la liberté du ventre doit être parfaite ; ces laxatifs agissent aussi comme dérivatifs du tube intestinal, en faveur de la sécrétion de la vessie.

BOISSONS LAXATIVES.

N° 1.	Citrate de magnésie.	45 grammes.
	Eau de rivière.	1000 grammes.
	Alcoolat de citron.	12 gouttes.

Dissolvez, mêlez et filtrez s : l : (à prendre par verres).

AUTRE.

N° 2.	Manne en larmes choisie. . .	64 grammes.
	Eau ordinaire.	750 grammes.
	Sirop de limons.	64 grammes.

Faites dissoudre et mêlez s : l : (par verrées, même emploi, mêmes avantages.

BOISSON LAXATIVE DIURÉTIQUE.

N° 3.	Citrate de magnésie.	16 grammes.
	Nitrate de potasse.	60 centigrammes.
	Eau pure.	500 grammes.

Dissolvez s : l : (un à deux verres le matin).

AUTRE.

N° 4.	Infusion de pariétaire.	750 grammes.
	Sirop d'orgeat.	96 grammes.

F. s : l : (à prendre par verrées).

AUTRE.

N° 5.	Petit lait clarifié.	750 grammes.
	Sirop de violettes.	64 grammes.
	Nitre purifié.	100 centigrammes.

F. s : l : (à prendre par verrées).

Mêmes emplois, mêmes avantages ; elles ont de plus celui de faire sécréter une quantité d'urines plus abondante, et par conséquent d'avoir une action plus directe et plus favorable sur la vessie.

EAU DE SEDLITZ GAZEUSE ARTIFICIELLE.

Sulfate de magnésie.	64 grammes.
Eau de Seltz.	1000 grammes.

Faites dissoudre à froid (à prendre par verrées le matin à jeun), purgatif doux, même emploi que les boissons laxatives.

EMULSION LAXATIVE.

N° 1.	Amandes douces.	N° 8.
	Eau.	125 grammes.
	Huile de ricin récente.	24 grammes.
	Miel surfin.	id.
	Essence de citron ou de menthe, ou de fenouil ou d'anis. . .	1 goutte.

F. potion s : l : (à prendre en deux fois, à une heure d'intervalle).

AUTRE.

N° 2.	Emulsion légère d'amandes douces.	192 grammes.
	Sirop de fleurs de pêcher. . .	32 grammes.
	— de violettes. .	id.

F. s : l : une potion aromatisée à prendre comme ci dessus, employée dans les mêmes cas.

LINIMENTS.

LINIMENTS DIURÉTIQUES.

N° 1.	Feuilles sèches de tabac. . . .	10 grammes.
	— de digitale. . .	10 grammes.

Faites infuser dans :

Eau bouillante.	100 grammes.

Ajoutez après le refroidissement :

Extrait de scille.	5 grammes.
Essence de térébenthine. . . .	5 grammes.
Jaune d'œuf.	N° 2.

Faites des frictions deux à trois fois par jour sur la région des reins avec une cuillerée de ce liniment.

AUTRE.

N° 2.	Teinture de scille.	64 grammes.
	— de digitale.	64 grammes.

Mêlez. En friction sur l'abdomen.

Très-avantageux dans les cas où il y a rétention partielle ou complète d'urine, et où la sonde est difficilement introduite par suite de douleurs dans l'urètre et au col de la vessie. S'il existait du spasme, la teinture éthérée de digitale serait préférable.

LINIMENT CALMANT.

N° 1.	Huile d'olives ou d'amandes douces.	125 grammes.
	Laudanum liquide de Sydenham.	32 grammes.

Mêlez et agitez. En frictions sur l'abdomen ou sur les reins dans les cas de néphrite.

AUTRE.

N° 2.	Baume tranquille.	125 grammes.
	Laudanum de Sydenham. . . .	16 grammes.

Mêlez et frictionnez avec une flanelle imbibée de ce liniment.

Employés et très-utiles contre les douleurs vésicales, les pesanteurs hypograstiques ; dans les cas de catarrhe chronique avec douleur et ténesme.

POMMADES.

POMMADE CALMANTE.

N° 1.	Extrait d'opium.	4 grammes.
	Axonge.	32 grammes.

Eau. q : s :
Faites pommade s : l :

AUTRE.

N° 2.	Extrait de semence de stramonium.	2 grammes.
	Axonge.	16 grammes.

Eau. q : s :
Mêlez selon l'art.

AUTRE.

N° 3.	Extrait de belladone.	4 grammes.
	Axonge.	32 grammes.

Eau q : s :
F. s : l'art.
Mêlez; on peut remplacer l'extrait de belladone par ceux de jusquiame, de ciguë, etc.
Même emploi, mêmes avantages.

FOMENTATIONS ET LOTIONS.

LOTION CALMANTE.

N° 1.	Belladone.	32 grammes.
	Eau de guimauve.	1000 grammes.

En décoction.

LOTION NARCOTIQUE.

N° 2.	Laudanum liquide de Sydenham.	16 grammes.
	Eau de guimauve.	1000 grammes.

Mêlez : Employée chaude avec de la flanelle imbibée.

LOTION AROMATIQUE.

N° 3. Espèces aromatiques. . . . . 32 grammes.
Eau bouillante. . . . . 1000 grammes.

Faites infuser à vase clos, passez et appliquez avec de la flanelle imbibée.

LOTION VINEUSE.

N° 4. Vin rouge. . . . . 1 litre.
Miel. . . . . 125 grammes.

Faites dissoudre à froid et appliquez avec de la flanelle imbibée, dans les cas de paresse ou de paralysie de cet organe

Les lotions ou fomentations sont employées dans les mêmes cas que les liniments; ils sont destinés à y produire des effets semblables.

LAVEMENTS.

LAVEMENTS DIURÉTIQUES.

N° 1. Racine de fenouil. . . . . . . 8 grammes.
Petit houx. . . . . id.
Arrête bœuf. . . . . id.
Asperges. . . . . id.
Persil. . . . . id.

Eau simple q : s : pour

Déoctum. . . . . 320 grammes.
Nitrate de potasse. . . . . . 2 grammes.

F. lavement s : l :

AUTRE LAUDANISÉ.

N° 2. Digitale, tiges et feuilles. . . 2 grammes.
Scille (squames de). . . . . . 2 grammes.

Faites bouillir pendant 10 minutes dans :

Eau. . . . . 400 grammes.

Passez et ajoutez

Laudanum Rousseau. . . . . 6 gouttes.

Ils aident la vessie à faire ses fonctions, et favorisent l'excrétion urinaire.

AUTRE LAXATIF.

N° 3.	Décoction de guimauve. . . .	500 grammes.
	Miel de mercuriale.	64 à 120 grammes.

F. lavement s : l : (à prendre en 2 ou 4 fois).

AUTRE.

N° 4.	Manne grasse.	64 grammes.
	Miel commun.	32 grammes.
	Huile d'olive fine.	16 grammes.
	Jaune d'œuf.	N° 1.
	Eau bouillante.	384 grammes.

F. s : l : (à prendre en deux fois).

AUTRE.

N° 5.	Graine de lin.	16 grammes.
	Tamarin.	48 grammes.
	Huile fine.	32 grammes.
	Eau.	384 grammes.
	Jaune d'œuf.	N° 1.

F. lavement s : l : (à prendre en une ou deux fois).

AUTRE.

N° 6.	Graine de lin.	8 grammes.
	Rhubarbe de Chine concassée.	id.
	Grabeaux de séné.	id.
	Semences d'anis vert.	2 grammes.
	Eau bouillante.	250 grammes.

F. s : l : lavement par macération à chaud.

Dans les cas de constipation, si fréquents et si défavorables au traitement du catarrhe chronique, un tous les matins pendant plusieurs jours (pour une fois).

LAVEMENTS PURGATIFS.

N° 7.	Feuilles de séné.	16 à 20 grammes.
	Sulfate de soude.	id.
	Eau.	500 grammes.

F. s : l : (à prendre en deux fois).

AUTRE.

N° 8.	Grabeaux de séné.	32 grammes.
	Manne grasse.	id.
	Huile fine d'olive.	16 grammes.
	Anis vert.	4 grammes.
	Eau.	500 grammes.
	Jeaunes d'œufs.	N° 1.

F. lavement s : l : (à prendre en deux fois).
Même emploi et mêmes avantages ; constipation opiniâtre.

LAVEMENT EMOLLIENT.

N° 9.	Décoction de plantes émollientes du Codex.	250 grammes.
	Huile d'amandes douces ou d'olive fine.	64 grammes.
	Jaune d'œuf.	N° 1.

F. lavement s : l : (à prendre en une fois).
S'administrent dans les cas de chaleur à la vessie, de douleurs abdominales pendant le traitement du catarrhe, dont ils enlèvent l'ardeur et l'âcreté (deux fois par jour, un matin et soir).

LAVEMENT EMOLLIENT ET CALMANT.

N° 10.	Décoction de graines de lin et de tête de pavot.	150 grammes.
	Laudanum liquide de Sydenham.	de 10 à 20 gouttes.

On variera, diminuera ou augmentera la dose du laudanum en raison de l'intensité plus ou moins prononcée des douleurs vésicales ; lorsque celles-ci sont très-prononcées, on peut renouveler le lavement deux fois dans les vingt-quatre heures.
Même emploi, mêmes avantages.

LAVEMENT EMOLLIENT CAMPHRÉ.

N° 11.	Décoction de racine d'althœa. .	250 grammes.
	— capsules de pavot blanc.	id.
	Huile camphrée récente. . . .	4 grammes.
	Jaune d'œuf.	N° 1.

F. s : l : un lavement à prendre en deux fois, matin et soir.
Même emploi, mêmes avantages.

LAVEMENT ANTISPASMODIQUE.

N° 12.	Assa fœtida.	2 grammes.
	Jaune d'œuf.	N° 1.
	Eau de guimauve.	300 grammes.
	Laudanum de Sydenham.. . .	6 gouttes.

AUTRE.

N° 13.	Camomille romaine.	10 grammes.
	Têtes de pavots.	10 grammes.
	Semence de jusquiame noire concassée	2 grammes.
	Eau.	350 grammes.

Faites lavement s : l :

AUTRE.

N° 14.	Infusion de racine de Valériane.	250 grammes.
	Assa fœtida.	5 centigrammes.
	Musc.	id.
	Camphre.	id.
	Castoreum.	5 centigrammes.
	Jaune d'œuf.	N° 1.

F. lavement s : l : (à prendre en deux fois, matin et soir). Même emploi, mêmes avantages.

LAVEMENT NARCOTIQUE.

N° 15.	Capsules de pavots somnifères.	16 grammes.
	Eau.	300 grammes.
	F. s. l : un lavement de . . .	250 grammes.

A prendre en une fois tiède.

AUTRE.

N° 16.	Racine de guimauve ratissée et coupée.	16 grammes.
	Extrait de pavots blancs. . . .	10 centigrammes.
	Eau	320 grammes.

F. s : l : un lavement.

AUTRE.

N° 17.	Fleurs de coquelicots.	4 grammes.

	Feuilles de mauve.	8 grammes.
	Extrait de thridace.	20 centigrammes.
	Eau.	300 grammes.

F. selon l : 250 grammes de lavement à prendre en deux fois, tiède.

Ils sont employés avec avantage dans les cas de douleurs vésicales, de contractions spasmodiques de la vessie, de douleurs au col. Leur emploi demande du ménagement, de la prudence ; il faut éviter la constipation.

LAVEMENT BALSAMIQUE.

N° 18.	Décoction de racine de guimauve.	250 grammes.
	Baume de copahu.	4 à 32 grammes.
	Extrait d'opium.	0 05 centigrammes.
	Jaune d'œuf.	N° 1.

F. s : l : un lavement.

AUTRE.

N° 19.	Emulsion du Codex.	250 grammes
	Beaume de Copahu.	32 grammes.
	Jeaune d'œuf.	N° 1.

F. s : l : un lavement (à prendre froid en une ou deux fois, le matin à jeun.

Nota. Si l'on voulait le camphrer, on ajouterait seulement 10 ou 20 centigrammes de camphre.

Il s'emploie contre le catarrhe chronique, et agit dans les intestins également, au profit de la muqueuse vésicale ; son action est moins directe que l'injection vésicale, mais j'en ai tiré de très-bons effets dans certains cas bien rares où le copahu seul excitait des contractions spasmodiques de vessie.

ROB DÉPURATIF AMER.

Bardane.	70 grammes.
Patience.	id.
Feuilles de saponaire.	id.
Gayac râpé.	id.
Séné.	15 grammes.
Miel.	350 grammes.
Sucre.	id.
Eau.	1000 grammes.

F. s : a :

Ce rob dépuratif s'emploie pendant le traitement des affections catarrhales de la vessie; son action est toute spéciale sur le sang, il agit principalement lorsqu'il a existé ou qu'il existe encore une affection dartreuse syphilitique récente ou invétérée; la dose est de quatre à six cuillerées par jour, en deux ou trois fois, à distance au moins d'une heure de chaque repas.

On peut également le prendre dans de l'eau froide ou tiède, ou dans une infusion quelconque, telle que celle de pensée sauvage ou toute autre appropriée.

FIN.

TABLE

DES MATIERES CONTENUES DANS CET OUVRAGE.

PREMIÈRE PARTIE.

DESCRIPTION DE L'APPAREIL URINAIRE ET DE SES FONCTIONS.

DEUXIÈME PARTIE.

CATARRHE CHRONIQUE DE LA VESSIE.

TROISIÈME PARTIE.

FORMULAIRE SPÉCIAL ET GÉNÉRAL, DOMESTIQUE ET MAGISTRAL.

FORMULAIRE GÉNÉRAL ET SUPPLÉMENTAIRE.

FIN DE LA TABLE.

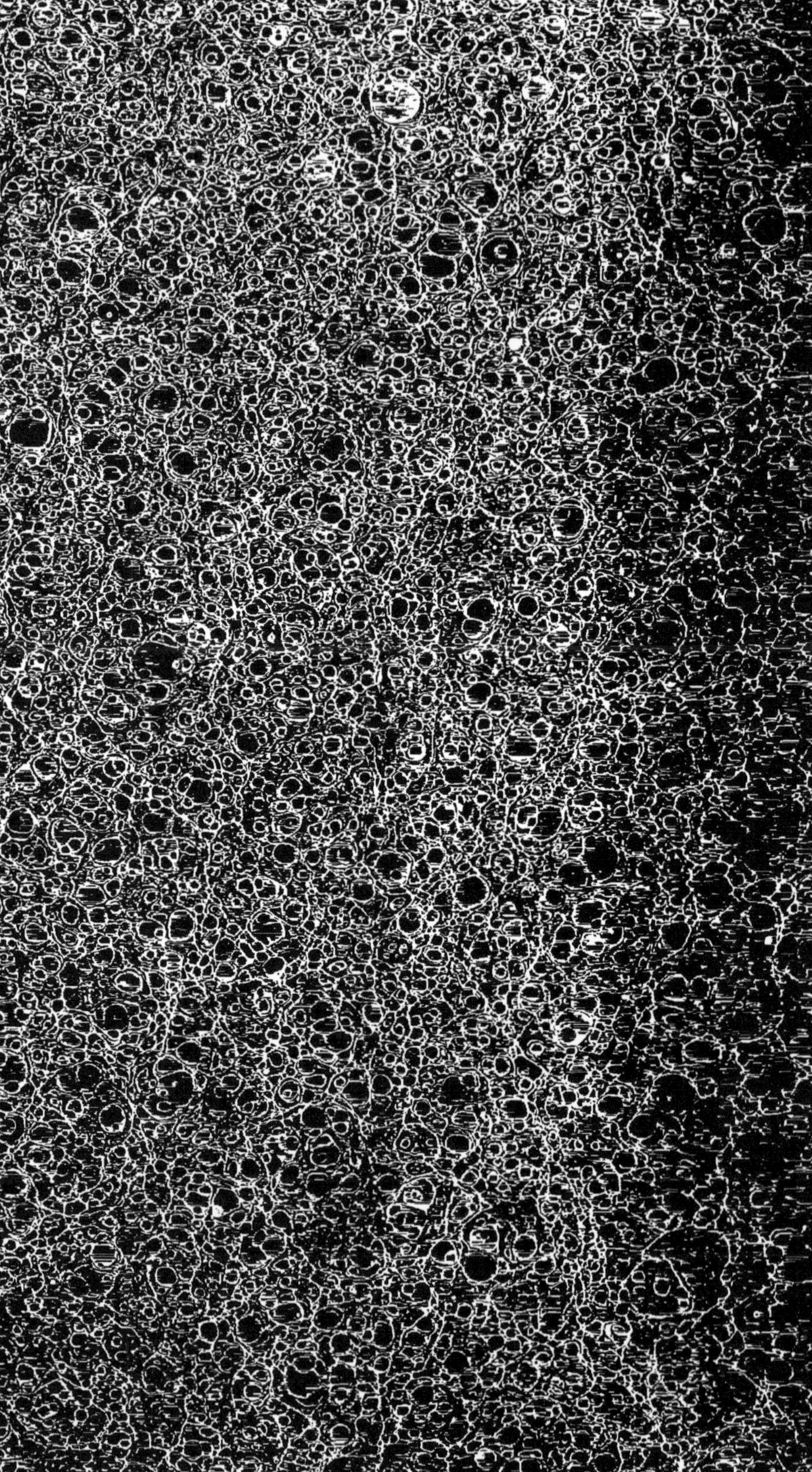

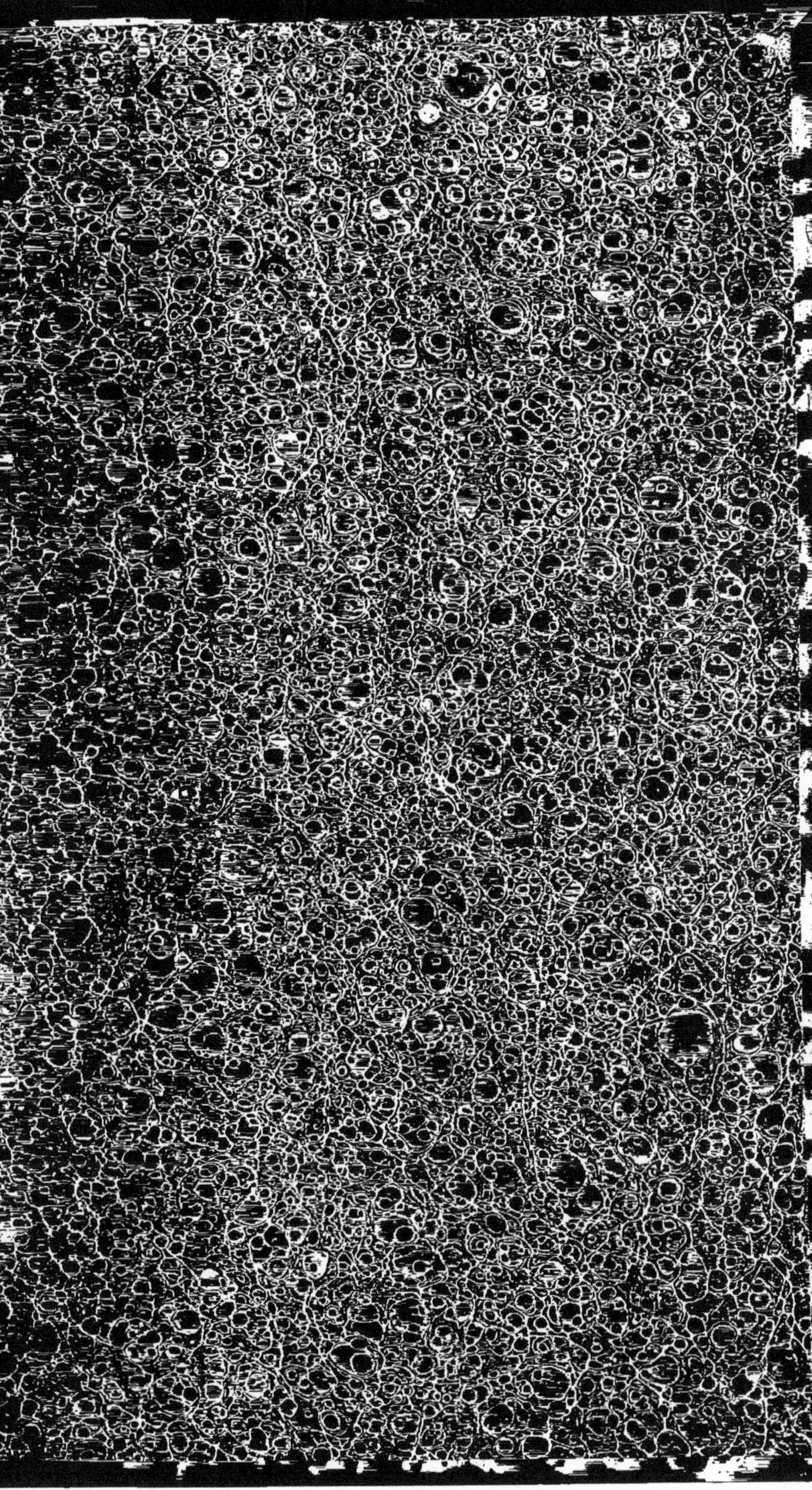

www.ingramcontent.com/pod-product-compliance
Ingram Content Group UK Ltd.
Pitfield, Milton Keynes, MK11 3LW, UK
UKHW020401230726
13925UKWH00003B/1210